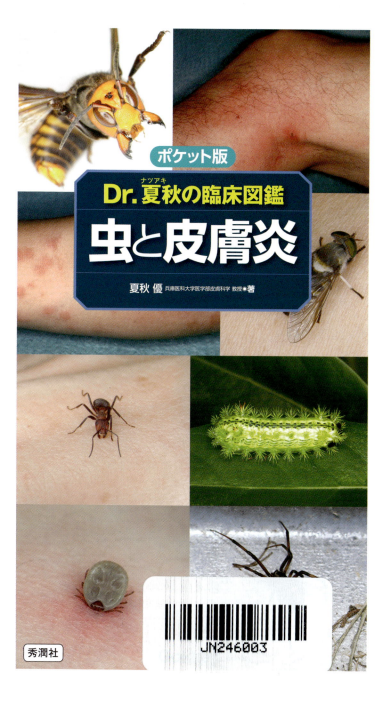

# ポケット版の序文

　私は 2013 年に「Dr. 夏秋の臨床図鑑　虫と皮膚炎」を，そして 2023年には「Dr. 夏秋の臨床図鑑　虫と皮膚炎　改訂第 2 版」を出版することができた．これらの本は，皮膚炎の原因となる国内の有害な虫のほとんどを紹介し，それらによる臨床症状や対応について網羅的に記述することで，皮膚科医のみならず，小児科医，救急医や総合診療医など，多くの医療従事者の日常診療に役立つ本として好評を得ることができて，一定の役割を果たせたものと自負している．ただ，本が大きくて少々重いために持ち運びには不便で，勤務先に手軽に持参できないこと，医学書としての設定であったためそれなりに高価で，一般の方々が購入しにくいなどの難点もあった．そのため，持ち運びに便利で安価な簡易版の制作が望まれていた．

　そこで今回，そのニーズに応えるために，簡易版としてポケット版を発刊することになった．このポケット版では，大型判である「臨床図鑑」で紹介した虫の中で，日常診療で経験する機会の多いものを中心に選択し，内容については要点だけをまとめることを目標とした．基本的には医師を読者対象としているため，記述には多くの医学専門用語を用いているが，新たに「用語解説」の項を設け，野外活動や日常生活で出会う毒虫とその被害に対する対処法などについても，できる限り分かりやすく，簡潔に解説することを心がけたので，一般の方々にも役立つものと思われる．

　本書で掲載している写真や図のほとんどは拙著の大型判からの転載・引用であるが，本書はあくまで簡易版という位置づけなので，個々の写真は小さくなっており，掲載した虫の種類数や記述内容も限定されている．より深い理解のために，できれば大型判とセットでご愛用いただければ幸いである．

　本書の制作に当たり，株式会社 Gakken メディカル事業部の宇喜多具家氏には，大型判の制作に引き続いて多大なるご尽力を頂戴した．ここに改めて感謝の意を表したい．

　本書が医療従事者のみならず，多くの一般の方々に役立つことを心から願うと共に，私の兵庫医科大学での人生の最後の出版物として本書を世に出せたことに鑑みて，約半世紀の長きに渡りお世話になった母校の兵庫医科大学に心から感謝したい．

2025 年 3 月

夏秋　優

ポケット版 Dr.夏秋の臨床図鑑　虫と皮膚炎 目次

序文 ……………………………………………… 3
本書のWeb動画について ……………………… 6

# 1章　総論

虫の生息環境マップ ………………………………… 8
虫による皮膚炎のおこり方（発症機序）… 10
虫によるアレルギー症状 ………………… 13
虫による皮膚炎の治療 …………………… 14
　①初期対応 …………………………………14
　②アナフィラキシー ………………………15
　③虫による皮膚炎の薬物療法 ……………16
虫が媒介する感染症 ……………………… 17
家庭用殺虫剤 ……………………………… 18
忌避剤 ……………………………………… 20

# 2章　虫と皮膚炎の図鑑

## ①ハチ・アリ

オオスズメバチ …………………………… 22
キイロスズメバチ ………………………… 24
　ミニコラム：スズメバチの巣の形 ………25
セグロアシナガバチ ……………………… 26
セイヨウミツバチ ………………………… 28
クマバチ …………………………………… 30
シバンムシアリガタバチ ………………… 32
オオハリアリ ……………………………… 34
ヒアリ ……………………………………… 36

## ②ムカデ・クモ

トビズムカデ ……………………………… 38
カバキコマチグモ ………………………… 40
セアカゴケグモ …………………………… 42

## ③カ・アブ・ブユ・ヌカカ

アカイエカ ………………………………… 44
ヒトスジシマカ …………………………… 46
イヨシロオビアブ ………………………… 48

4

|  |  |  |
|---|---|---|
| | アシマダラブユ ………………………… | 50 |
| | シナノヌカカ ……………………………… | 52 |

### ④トコジラミ

| | トコジラミ ………………………………… | 54 |
|---|---|---|

### ⑤ノミ・シラミ

| | ネコノミ …………………………………… | 56 |
|---|---|---|
| | アタマジラミ ……………………………… | 58 |
| | ケジラミ …………………………………… | 60 |

### ⑥ダニ

| | タカサゴキララマダニ …………………… | 62 |
|---|---|---|
| | シュルツェマダニ ………………………… | 64 |
| | ミニコラム：ライム病の症状……………… | 65 |
| | タテツツガムシ …………………………… | 66 |
| | フトツメダニ ……………………………… | 68 |
| | イエダニ …………………………………… | 70 |
| | ヒゼンダニ（疥癬虫） ……………………… | 72 |

### ⑦ガ（ケムシ）

| | チャドクガ ………………………………… | 74 |
|---|---|---|
| | マツカレハ ………………………………… | 76 |
| | イラガ ……………………………………… | 78 |
| | ヒロヘリアオイラガ ……………………… | 80 |
| | タケノホソクロバ ………………………… | 82 |

### ⑧ハネカクシ・カミキリモドキ・ハンミョウ

| | アオバアリガタハネカクシ ……………… | 84 |
|---|---|---|
| | アオカミキリモドキ ……………………… | 86 |
| | ヒメツチハンミョウ ……………………… | 88 |

### ⑨カメムシ

| | ヨコヅナサシガメ ………………………… | 90 |
|---|---|---|
| | クサギカメムシ …………………………… | 92 |

### ⑩人に害を及ぼさない虫

| | 人に害を及ぼさない虫 …………………… | 94 |
|---|---|---|

## 付録・索引

| 付録① | 虫による皮膚炎と間違えやすい皮膚疾患 … | 98 |
|---|---|---|
| 付録② | 用語解説………………………………… | 102 |
| | 索引………………………………………… | 106 |

5

## 本書の Web 動画について

- 本書の理解を深めるため,実際の虫の姿や動きがわかる Web 動画を用意しました.
- 本文ページにある二次元コードをパソコン / 端末(スマートフォンなど)で読み込んでください.(二次元コードがない虫のページもございます.ご了承ください)
- **動画はすべて,著者自らがデジタルカメラで撮影したものです.**
- 動画は本書刊行後もアップデートにより変更・追加の可能性があります.下記の二次元コード(メニュー画面)よりご確認ください.
- 大型判の「Dr. 夏秋の臨床図鑑 虫と皮膚炎 改訂第2版」では,さらに多くの虫の貴重な動画を用意しております.

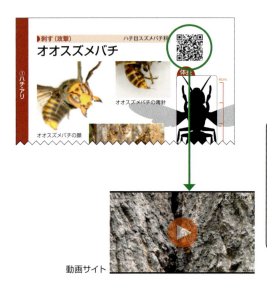

動画サイトのメニュー画面の二次元コード
https://gakken-ep.jp/rd/h1452010900/mp-index.html

※動画サイトへのリンクを禁じます.

---

※ 動画に関する複製権・翻訳権・上映権・譲渡権・公衆送信権(送信可能化権を含む)は株式会社 Gakken が管理します.動画の内容の一部または全部を許可なく転載,改変,引用することを禁じます.

#### 推奨閲覧環境
- パソコン(Windows または Macintosh のいずれか)
- Android™ OS 搭載のスマートフォン / タブレット端末
- iOS 搭載の iPhone / iPad など

- OS のバージョン,再生環境,通信回線の状況によっては,動画が再生されないことがありますが,ご了承ください.
- 各種のパソコン・端末の OS やアプリの操作に関しては,弊社では一切サポートいたしません.
- 通信費などは,ご自身でご負担ください.
- パソコンや端末の使用に関して何らかの損害が生じたとしても,弊社は責任を負わないものとします.各自の自己責任でご対処ください.
- 動画は予告なく削除される可能性があります.
- 動画の配信期間は最終刷の年月日から起算して3年間をめどとします.ただし,予期しない事情により,その期間内でも配信を停止する可能性があります.

※ Android は Google LLC の商標です.

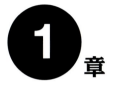

# 1章

# 総 論

# 虫の生息環境マップ

## 山地

**山地・山間部**
- マダニ類
- アブ類
- ブユ類
- ヌカカ類

## 里山

### 雑木林

**雑木林・畑周囲**
- オオスズメバチ
- トビズムカデ
- アオカミキリモドキ
- ヒメツチハンミョウ
- ミツバチ類

## 草原

**田・草地・河原など**
- ツツガムシ類
- カバキコマチグモ
- アオバアリガタハネカクシ

### 畑

### 池

### 公園

### 駐車場

**グレーチング**
- セアカゴケグモ

### 砂場

**公園・街路樹・庭木**
- ヒトスジシマカ
- ネコノミ
- オオハリアリ
- チャドクガ
- ヒロヘリアオイラガ
- マツカレハ

### 川

### 海

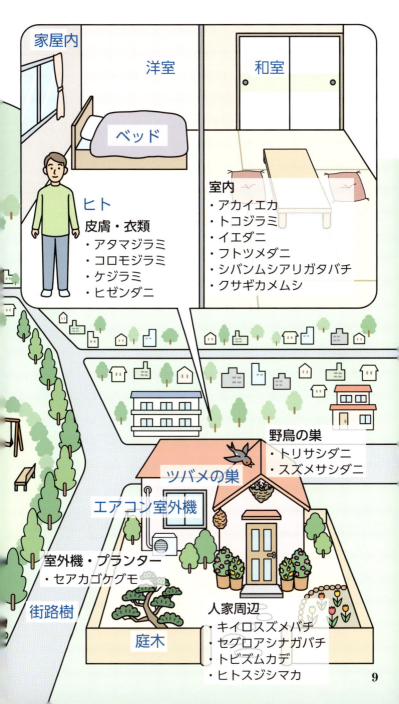

# 虫による皮膚炎のおこり方（発症機序）

虫による皮膚炎は次の3つのタイプに分かれる．

> ① 針や牙などでの刺咬による**物理的刺激**で生じる炎症
> ② 皮膚に付着，あるいは侵入した有毒物質による**化学的刺激**で生じる炎症
> ③ 刺咬や吸血などで皮膚に侵入した有毒物質や唾液腺物質による**アレルギー性炎症反応**

※これらのうち，虫による皮膚炎は主に②，あるいは③の機序によって生じる．
※アレルギー性炎症反応には即時型（即座に生じる痒み，膨疹）と遅延型（1～2日で生じる紅斑，丘疹，水疱）があるが，体質による個人差が大きい．
※即時型アレルギー反応では重症のアナフィラキシーショックに注意が必要．

## ■ 刺咬性節足動物（番号は上の①～③を示す）

### ● ハチ（①②③）

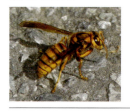

① 尾端部の毒針で刺されることによる物理的刺激で痛みを生じる．
② ハチ毒中の発痛物質（アミン類や発痛ペプチド類）の刺激により痛み，発赤を生じる．
③ ハチ毒中の酵素類（ヒアルロニダーゼ，フォスフォリパーゼ）に対するアレルギー性炎症反応を生じる．

### ● ムカデ（①②③）

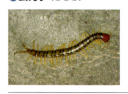

① 頭部の毒牙（顎肢）で咬みつくことによる物理的刺激で痛みを生じる．
② 毒牙から注入される有毒物質の化学的刺激により痛み，発赤を生じる．
③ 毒牙から注入される有毒物質に対してアレルギー性炎症反応を生じる．

### ● ヒアリ（②③）

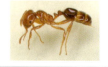

② 尾端部の毒針によって注入されるアルカロイド毒（ソレノプシン）の化学的刺激で痛みや無菌性膿疱を生じる．
③ 毒液中の酵素類に対するアレルギー性炎症反応を生じる．

### ● ゴケグモ（②）

② 頭部の毒牙から注入される神経毒（α-ラトロトキシン）による化学的刺激で痛み，発赤を生じることに加えて，発汗・動悸・血圧上昇などの神経刺激症状を生じる．

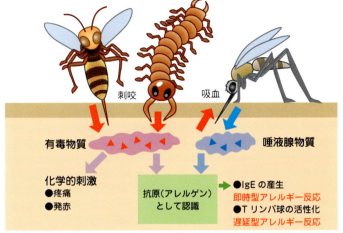

図1 刺咬性・吸血性節足動物による皮膚炎の発症機序

## ■吸血性節足動物

●カ・ブユ・ノミ・マダニ・トコジラミなど（③）

③吸血の際に注入される唾液腺物質に対するアレルギー性炎症反応を生じる．

*カやマダニなど，唾液腺に病原微生物を保有する場合は感染症を媒介する．

●アブ（①③）

①口吻で皮膚を切り裂くことで痛みと出血を生じる．
③吸血の際に注入される唾液腺物質に対するアレルギー性炎症反応を生じる．

●ツメダニ（③）

③偶発的に刺すことで注入されるツメダニ由来成分に対するアレルギー性炎症反応を生じる．

## ■接触性節足動物

●イラガ類幼虫（②③）

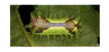

②毒棘に触れる際に皮膚に侵入する有毒物質による化学的刺激で痛み，発赤を生じる．
③毒液中の成分に対するアレルギー性炎症反応を生じる（主に遅延型アレルギー反応）．

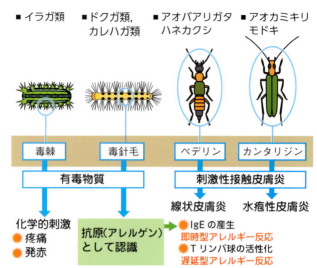

図2 接触性節足動物による皮膚炎の発症機序

- **ヒロヘリアオイラガ繭**（③）

③繭に付着する毒針毛に含まれる有毒物質によるアレルギー性炎症反応を生じる.

※本種の毒針毛には若干の刺激性がある.

- **ドクガ類幼虫・成虫**（③）

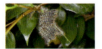

③微細な毒針毛の中の有毒成分に対するアレルギー性炎症反応を生じる.

- **アオバアリガタハネカクシ**（②）

②体液に含まれるペデリンによる化学的刺激で,紅斑,膿疱を生じる(**線状皮膚炎**).

- **アオカミキリモドキ・ツチハンミョウ**（②）

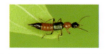

②体液に含まれるカンタリジンによる化学的刺激で,水疱を生じる(**水疱性皮膚炎**).

# 虫によるアレルギー症状

## ■アレルギーのしくみ

　体内にアレルギーの原因物質（抗原，アレルゲン）となる成分（虫由来の有毒物質や唾液腺物質など）が侵入すると，初回は何もおきないが，免疫細胞がそれを異物と認識（感作が成立）すると，次に同じ物質が体内に侵入した時に，その異物を攻撃，あるいは排除しようとする**強い免疫反応**がおこる．これが生体に不都合で病的な症状をひきおこした場合，**過敏反応（アレルギー）**と呼ぶ．虫に起因して生じるアレルギー反応にはおもに**即時型**と**遅延型**があり，抗原の種類や侵入頻度，体質によって，現れる症状には個人差が大きい．

## ■A. 即時型アレルギー反応（図1）

- 抗原の侵入によってBリンパ球が刺激され，抗原特異的IgE抗体を産生．
- IgE抗体が皮膚や粘膜に分布する肥満細胞の表面のIgE受容体に結合．
- 同じ抗原が侵入した時に肥満細胞が活性化され，ヒスタミンを放出．
- 2回目以降の特異抗原の侵入から5～30分程度で症状が出現．
- 血管の拡張，透過性亢進，知覚神経刺激から**紅斑，膨疹，痒み**を生じる．
- **即時型反応の重症型がアナフィラキシーで急激な血圧低下で死に至るリスクあり．**

## ■B. 遅延型アレルギー反応（図2）

- 体内に侵入した抗原を抗原提示細胞が捕捉してTリンパ球に提示（感作成立）．
- 同じ抗原が侵入した時に抗原特異的Tリンパ球が活性化され，サイトカインを放出．
- 2回目以降の特異抗原の侵入から24～72時間程度で症状が出現．
- 炎症細胞が集まり，痒みを伴う浸潤性紅斑や丘疹，時に水疱，腫脹が出現．

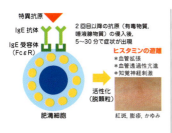

図1　即時型アレルギー反応の発症機序　　図2　遅延型アレルギー反応の発症機序

# 虫による皮膚炎の治療

## ①初期対応

下記の表に従い適切に初期対応を行う．なかでも，緊急を要するのはアナフィラキシーであり，素早く，冷静に判断することが肝要である．

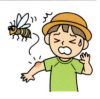

表　虫による皮膚炎の初期対応

| | | | |
|---|---|---|---|
| 刺咬性 | ハチ | | 安全な場所に移動のうえ，保冷剤等で局所冷却 |
| | | | 全身性のアレルギー反応を生じる可能性がある場合，刺された直後に抗ヒスタミン薬を内服 |
| | | | ミツバチは毒針が皮膚に残ることが多いため，慎重に指ではじくかピンセットなどで針を除去 |
| | ムカデ | | 局所冷却で対応し，疼痛が強い場合は局所麻酔薬を局所注射 |
| | クモ | カバキコマチグモ | 軽症の場合は局所冷却で経過観察 |
| | | | 疼痛が強い場合は局所麻酔薬を局所注射または貼付 |
| | | セアカゴケグモ | 疼痛に対してはオピオイド鎮痛薬（コデイン，モルヒネ等），不穏状態や筋肉の強直には鎮静薬（ジアゼパム等）を用いる |
| 吸血性 | カ，ブユ，ヌカカ，ネコノミ，トコジラミなど | | 軽症であれば市販の虫刺され用外用薬を塗布 |
| | アブ | | 市販の虫刺され用外用薬を塗布．出血を伴うことが多いので，圧迫止血したうえで局所の清潔を保つ |
| | マダニ | | なるべく早く除去する．口器が残らないよう，ピンセットやマダニ除去器具を用いる．取れない場合は医療機関を受診し局所麻酔のうえ，周囲の皮膚組織ごと除去 |
| 接触性 | ドクガ，カレハガ | | 毒針毛に触れた場合，粘着テープを貼り付着した毒針毛を除去．そののち，泡立てた石鹸をつけてシャワーで勢いよく洗い流す（p.75 参照） |
| | イラガ | | 毒棘に触れた場合は，初期の疼痛に対して保冷剤等で局所冷却 |
| | ハネカクシ，カミキリモドキ，ツチハンミョウ | | 体液に触れた場合は，速やかに流水で洗い流す |

## ②アナフィラキシー

・アナフィラキシーは**即時型アレルギーの重症型**で，命の危険を伴うため，ただちに医療機関に搬送して対応する必要がある．
・アナフィラキシーに伴う急激な血圧低下がアナフィラキシーショック．

### ■アナフィラキシー反応の重症度

| | | |
|---|---|---|
| Ⅰ | 軽症 | 全身の皮膚症状（蕁麻疹，全身の発赤，痒み） |
| Ⅱ | 中等症 | 消化器症状（腹痛，嘔吐），血管性浮腫 |
| Ⅲ | 重症 | 呼吸器症状（呼吸困難，嗄声，喘鳴） |
| Ⅳ | 最重症 | 循環器症状（チアノーゼ，不整脈，血圧低下） |

### ■アナフィラキシーショックの対応

詳しくは日本アレルギー学会のガイドライン参照．
・アドレナリン筋注，
・患者を仰臥位（あおむけ）にする，
・酸素投与，
・静脈ルート確保， などを行う．

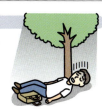

### Dr.夏秋コメント

ハチに刺されてアナフィラキシーを生じる例が少なくありません．過去にハチに刺された経験がある人はアレルギー専門医を受診し，ハチ毒特異的IgE抗体を測定してもらいましょう．抗体が陽性の場合，エピペン®を処方してもらってください．ハチ毒とムカデ毒には類似性があり，ムカデに咬まれてアナフィラキシーを生じる場合もありますので注意が必要です．

### ■アナフィラキシー補助治療剤（エピペン®）について

エピペン®は，アナフィラキシー症状が出現した際に使用し，ショックに至るのを防ぐためにアドレナリンを自己注射する補助治療剤である．あくまで症状の進行を一時的に緩和し，医師の治療を受けるまでの補助であり，アナフィラキシーを根本的に治療するものではないため，**本剤使用後に救急搬送し，医療機関を受診する必要がある．**ハチ毒に対して重篤なアナフィラキシー症状を来す可能性のある人は常に携帯するのが望ましい．

本剤には使用期限（処方から1年〜1年半）があるので，使用期限が切れる前に未使用の製品を持参して医療機関を受診し，新しい製品の処方を受ける必要がある．

● 世界最古のアナフィラキシーとして，紀元前2700年に古代エジプトでメネス王がハチに刺されて死亡したという記述がある．

## ③虫による皮膚炎の薬物療法

- 症状が軽い場合は経過観察,あるいは市販の虫刺され用の外用薬を塗布する.
- 炎症症状が強い場合はステロイド外用薬を塗布,痒みが強い場合は抗ヒスタミン薬を服用する.
- 炎症症状が激しい場合や強い腫脹を伴う場合は内服ステロイド治療を併用する.
- 細菌による二次感染があれば抗菌薬を用いる.

### 1.ステロイド外用薬

- 炎症症状が強い場合,患部に1日1〜2回,炎症が消えるまで毎日塗る.
- 数日経っても改善しない場合は,二次感染や別の疾患を想定する.

| ステロイド外用薬のランク(5段階) |  |
|---|---|
| (弱) | ウィーク |
| ↓ | マイルド |
| ↓ | ストロング |
| ↓ | ベリーストロング |
| (強) | ストロンゲスト |

#### ●ステロイド外用薬の選び方

通常,体幹・四肢はストロング〜ベリーストロングクラス,顔や陰部などではより弱いクラス,手足ではより強いクラスを選択するが,炎症の程度によって使い分ける.

### Dr.夏秋コメント

ステロイド外用薬の使用に抵抗感をもつ方もいますが,虫による皮膚炎は短期間の使用で改善しますから,副作用はほとんど心配ありません.早期に炎症を抑えるために,しっかり外用することが重要です.

### 2.抗ヒスタミン薬

- 痒みが強い場合に用いるが,完全に止まるわけではない.
- 第2世代の非鎮静性の(眠くなりにくい)薬剤が第一選択.

### 3.ステロイド内服薬

激しい炎症を制御するために,プレドニゾロン換算で1日20mg前後の投与を開始し,2〜5日間経過を観察して,症状の改善に合わせて速やかに減量する.

### 4.抗菌薬

伝染性膿痂疹や蜂窩織炎など,二次感染と判断される場合に用いる.

# 虫が媒介する感染症

## ● 節足動物媒介感染症

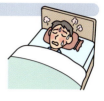

虫の中にはウイルスや細菌などを媒介する種がおり，代表的なものはマラリアを媒介するハマダラカである．国外ではその他にシャーガス病（サシガメ），リーシュマニア症（サシチョウバエ），アフリカ睡眠病（ツェツェバエ）などの節足動物媒介感染症が知られる．ネッタイシマカが媒介するデング熱は主に熱帯地方に多くみられるが，国内でヒトスジシマカによる感染例が発生したこともある．

現在，国内で問題となる主な節足動物媒介感染症は，マダニが媒介する重症熱性血小板減少症候群（ウイルス感染症），日本紅斑熱（リケッチア感染症），ライム病（ボレリア感染症），ツツガムシが媒介するつつが虫病（リケッチア感染症）などである．

## ● 重症熱性血小板減少症候群 (severe fever with thrombocytopenia syndrome ; SFTS)

重症熱性血小板減少症候群は主に関東以西の山間部での感染例がみられ，年間100例ほどが報告されているが，近年，患者数が増加傾向にある．6～14日の潜伏期を経て発熱と下痢・嘔吐・腹痛などの胃腸症状で発症し，血小板減少，白血球減少などを生じる．死亡率が20～30％と高く，高齢者では予後不良となりやすい．皮膚に吸着したマダニが確認できない症例が多い．ネコなどの動物から人に感染する事例もあるので注意が必要である．

## ● 日本紅斑熱，つつが虫病

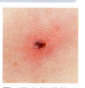

日本紅斑熱は主に関東以西の西南日本で感染例が多く，近年では年間500例ほどが報告されている．潜伏期は2～8日で，高熱，発疹，刺し口（痂皮を付着した紅斑，図）が特徴であるが，刺し口の皮疹部にはダニの吸着は認められない．つつが虫病は北海道を除く全国にみられるが，日本紅斑熱と同様の臨床症状を示すので，鑑別が必要である．

図：日本紅斑熱の刺し口の皮疹

## ● ライム病

ライム病は，国内では患者の多くは北海道の山野での感染例で，少数ながら本州中部山岳地帯での感染例もある．年間10～20例が報告されており，臨床症状としてマダニ吸着部に出現する遊走性紅斑が特徴的である．

いずれも4類感染症であり，血液や皮膚のサンプルを最寄り保健所に提出して行政検査を行い，診断したら直ちに届け出る必要がある．ダニが媒介する感染症についての詳細は，総説（夏秋 優：日皮会誌 129: 2493-2501, 2019）を参照されたい．

# 家庭用殺虫剤

### ■家庭用殺虫剤の種類(表)

1) ピレスロイド系
- 日常的に用いられる殺虫剤の成分で安全性が高い.
- アレスリン,シフルトリン,フェノトリン,ペルメトリン,トランスフルトリンなど,多くの種類がある.
- 速効性や残効性,揮散性などの特性の違いで使い分けられる.

2) その他(ピレスロイド系以外)
- カーバメート系,オキサジアゾール系,メタジアミド系,有機リン系など.
- それぞれの薬剤の特性によって剤型,適用害虫,使用方法が異なる.

表 家庭用殺虫剤の成分と剤型,適用害虫

| 成分名 | | 剤 型 | 適用害虫 |
|---|---|---|---|
| ピレスロイド系 | アレスリン,シフルトリン,フェノトリン,ペルメトリン,トランスフルトリン など | 蚊取り線香,エアゾール剤,ワンプッシュエアゾール剤,加熱蒸散・燻煙剤 など | ハエ,カ,ゴキブリ,シラミ,ダニ など |
| オキサジアゾール系 | メトキサジアゾン | エアゾール剤,加熱蒸散・燻煙剤 など | トコジラミ,ゴキブリ など |
| カーバメート系 | プロポクスル | エアゾール剤,油剤 など | トコジラミ,ゴキブリ など |
| メタジアミド系 | ブロフラニリド | 燻煙剤,ワンプッシュエアゾール剤 | トコジラミ,ゴキブリ など |

### ■殺虫剤の剤型

1) エアゾール剤
- **直撃式**:虫に対して直接,噴霧して殺虫する.
- **待ち伏せ式**:虫の通り道である床面などに噴射して残留成分が脚に付着することで殺虫効果を発揮する.
- **空間噴射式(ワンプッシュエアゾール式)**:部屋の空間にワンプッシュ(部屋の広さに合わせた回数を噴霧)することで室内の隙間や壁に有効成分が拡散,付着して殺虫効果を発揮する.火災報知器や精密機器などのカバーは不要.

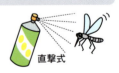
直撃式

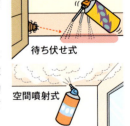
待ち伏せ式

空間噴射式

2) 空間用虫除け（侵入防止剤）

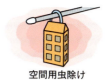
空間用虫除け

- 部屋の出入り口や庭との境目などに吊しておくことで害虫の侵入を防ぐ．
- ピレスロイド系殺虫剤（トランスフルトリンなど）が配合されている．
- 屋内へのカの侵入を阻止するタイプは，カに対する効果を明記している．

3) 燻煙剤・燻蒸剤

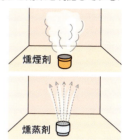
燻煙剤

燻蒸剤

- **加熱蒸散式**：燻煙剤（煙タイプ）で，水を使って煙を出して室内に有効成分を拡散させる．
- **全量噴射型エアゾール式**：燻蒸剤（霧タイプ）で，エアゾール噴射で室内に有効成分を拡散させる．
- ゴキブリ，カ，ノミ，ダニなどの家屋害虫に適用される．
- 室内の隅々まで効果を発揮するが，処理する部屋を密閉する必要がある．
- 燻煙・燻蒸の際に火災報知器や精密機器類，食器類のカバーが必要になる．

4) ダニ対策用殺虫剤

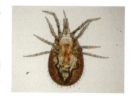

- 屋内塵性ダニ類（おもにヒョウヒダニ類）を対象として，ピレスロイド系殺虫剤（フェノトリン）を配合する．
- 燻煙剤の他，畳や寝具，ソファなどに直接噴霧するエアゾール剤，ポンプ式スプレー剤，ワンプッシュエアゾール剤がある．
- イエダニやトリサシダニなどのように室外から室内に侵入する吸血性のダニには効果を発揮しにくく，発生源（ネズミや野鳥の巣）を駆除する必要がある．

5) ピレスロイド系殺虫剤抵抗性トコジラミ対策用殺虫剤

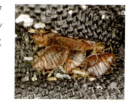

- 一般家庭で使用できる薬剤としてプロポクスル（カーバメート系），メトキサジアゾン（オキサジアゾール系），ブロフラニリド（メタジアミド系）がある．
- 剤型は燻煙剤，待ち伏せ式のエアゾール剤，ワンプッシュエアゾール剤がある．

【それぞれの特徴や使用方法については各商品の説明文書をよく読んで確認すること】

# 忌避剤

## ■忌避剤の種類と特徴

1) ジエチルトルアミド（ディート）
- カ，ブユ，アブ，ノミ，イエダニ，マダニ，サシバエ，トコジラミ，ヤマビルなどの吸血性の虫に対して忌避効果を発揮する．
- 10～30％濃度で各種の剤型（エアゾール，ミスト，ジェル，シート）がある．
- 忌避効果は，10％で3～4時間，30％では5～8時間持続する．
- 小児に対する使用制限がある（下記）．

> * 12歳未満の小児に使用する場合は保護者等の指導監督の下で用いる．
> * 顔には使用しない．
> * 30％の高濃度製品は12歳未満には使用しない．
> * 6カ月未満の乳児には使用しない．
> * 6カ月以上2歳未満では1日1回，2歳以上12歳未満では1日1～3回の使用にとどめる．

- 変色のおそれがあるので，アクセサリーや腕時計等のプラスチック製品，ストッキング等のポリウレタン配合衣類には噴霧しない．

2) イカリジン
- カ，ブユ，マダニ，アブなどの吸血性の虫に対して忌避効果を発揮する．
- ディートと同等の忌避効果がある．
- 5～15％濃度で各種の剤型（エアゾール，ミスト，ジェル，シート）がある．
- 忌避効果は5％で3～4時間，15％では5～8時間持続する．
- 小児に対する使用制限，回数制限がない．
- 衣類の繊維や樹脂を傷めないので，衣服の上から噴霧できる．
- 特有の臭いがない．

## ■忌避剤の使用上の注意

- 塗り残しをせずムラなくしっかり皮膚に塗り伸ばす．
- 発汗によって薬剤が流れ落ちた場合は，こまめに塗り直す．
- 顔や首には直接噴霧せず，手に噴霧して塗り伸ばす．
- 日焼け止めを併用する場合は，先に日焼け止めを塗布し，忌避剤はその上から噴霧する．

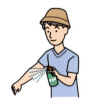

# 2章

# 虫と皮膚炎の図鑑

▶刺す（攻撃）　　　　　　　ハチ目スズメバチ科

# オオスズメバチ

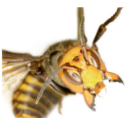

オオスズメバチの顔

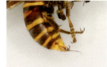

オオスズメバチの毒針

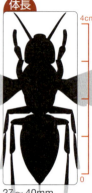

体長

27〜40mm
（働きバチ）

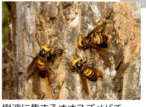

樹液に集まるオオスズメバチ

| 分布 | 生息地・巣 | 出現時期 |

北海道〜九州，対馬，種子島，屋久島

低山地から平地まで広く分布．林の中や畑の周囲の土中に営巣

| 1 | 2 | 3 | 4 | 5 | 6 | 7 | 8 | 9 | 10 | 11 | 12 |

5月〜10月（8月〜9月に活発）

## 生態・特徴

世界最大のハチで，女王バチは体長45mmに達する．毒液の量も多く，刺症被害が多い．農作業やハイキング，キノコ採りの際に被害を受ける．

## その他の土中に巣をつくるスズメバチ

### ■クロスズメバチ

体長10〜12mmの小型のスズメバチ．北海道〜九州の平地，低山地に生息．

### ■シダクロスズメバチ

形態，生態ともにクロスズメバチに類似する．

22　● スズメバチ類の毒はアシナガバチ類の毒と類似性（交差性）がある．

●● 臨床像

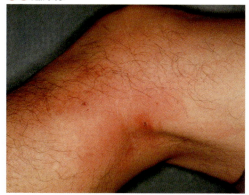

刺されて3日後．
左膝に発赤と腫脹を認める．

■好発部位

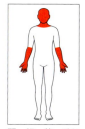

頭，顔，首，手などの露出部

### 臨床像の特徴

- 刺された瞬間，患部に激痛を生じる．
- その後，発赤・腫脹を生じるが，多くの場合数時間で軽快する．
- ハチ毒に対する即時型アレルギーがある場合，刺された直後〜15分でアナフィラキシー症状を生じる．
- ハチ毒に対する遅延型アレルギーがある場合，刺された翌日に紅斑や腫脹を生じる．

### この虫の問題点

- 非常に攻撃性が強く，巣に近づいただけで攻撃してくる．
- 黒い色に向かう習性があり，頭部や眼が狙われる．

### 対応・治療

- 刺されたら，まず安全な場所で安静にさせ，局所を冷却して経過観察．
- アナフィラキシー症状を生じた場合はただちに医療機関に搬送．
- 呼吸困難や血圧低下に対してはただちにアドレナリン筋注．

### 予防・対策

- 巣に近寄らない．頭に帽子をかぶり，白色系の服を着る．忌避剤は無効．
- ハチ毒にアレルギーがある人にはエピペン®を携帯させる．

### Dr.夏秋コメント

土の中に巣を作るスズメバチ類は巣の存在に気づかないため，不意に襲われる事例があるので注意しましょう．

● スズメバチ科のドロバチは集団生活を行わず，人家の壁などで単独生活を行っている．

## ▶刺す（攻撃） ハチ目スズメバチ科
# キイロスズメバチ

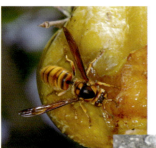

柿の実を食べるキイロスズメバチ

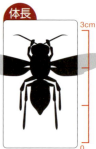

キイロスズメバチの毒針

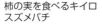

**体長** 17〜24 mm（働きバチ）

静止するキイロスズメバチ

| 分布 | 生息地・巣 | 出現時期 |
|---|---|---|

北海道〜九州，対馬，屋久島

低山地〜平地，人家の軒下や樹木の枝，崖や橋の下に営巣

出現時期: 3月〜11月（8〜10月に活発）

### 生態・特徴
人家の軒下や樹木の枝，崖や橋の下などに巣を作る．発達した巣内には 1,000 匹以上の働きバチが生息する場合もある．

### その他の樹上に巣をつくるスズメバチ

■ コガタスズメバチ

体長 21〜27 mm．北海道〜沖縄に広く分布．攻撃性はやや弱い．

■ ツマアカスズメバチ

体長約 20mm．東南アジアや中国から対馬や九州北部などに侵入して分布拡大中．

● ツマアカスズメバチは 2012 年に長崎県 対馬で確認され，その後定着・拡大している．

## 臨床像

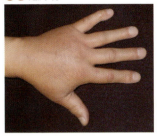

刺されて24時間後. 左手の発赤と腫脹を認める.

## 好発部位

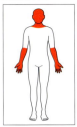

頭, 顔, 首, 手などの露出部

### 臨床像の特徴

- 刺された瞬間, 患部に激痛を生じる.
- その後, 発赤・腫脹を生じるが, 多くの場合数時間で軽快する.
- ハチ毒アレルギーがある場合, オオスズメバチと同様.

### この虫の問題点

- 攻撃性が強く, 巣の近くで作業をしたり, 巣に振動を与えたりするだけで襲われる.
- 巣内のハチの数が多く, 巣を刺激することで多数の個体に刺される.

### 対応・治療

- オオスズメバチの項 (→ p.23) に同じ.
- 皮疹にはステロイド外用薬. アナフィラキシー症状に注意.

### 予防・対策

- 人家の軒下などの巣は目視可能であることが多いので, とくに巣が発達する8〜10月には, 巣に近づかないように注意する.

---

**ミニコラム　スズメバチの巣の形**
特徴的な巣の形を把握することで種類がわかる.

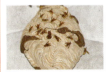
■キイロスズメバチ

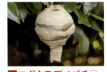
■コガタスズメバチ①
初期はとっくりを逆さにした形.

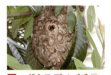
■コガタスズメバチ②
発達すると球状になる.

---

### Dr.夏秋コメント

秋になると巣が大きく発達し, 攻撃性が高まるので, 巣に接近するのは危険です. 業者に依頼して駆除しましょう.

● ツマアカスズメバチは中国・東南アジア原産. 特定外来生物に指定されている.

▶刺す（攻撃）　　　　　　ハチ目スズメバチ科

# セグロアシナガバチ

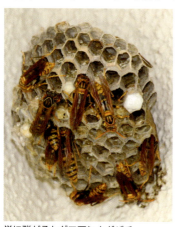

巣に群がるセグロアシナガバチ

セグロアシナガバチの毒針

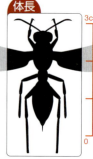

体長
3cm

21〜26mm
（働きバチ）

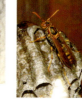

静止するセグロアシナガバチ

| 分布 | 生息地・巣 | 出現時期 |
|---|---|---|

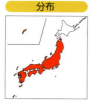

本州，四国，九州，沖縄

低山地，平地の人家周辺

| 1 | 2 | 3 | 4 | 5 | 6 | 7 | 8 | 9 | 10 | 11 | 12 |
|---|---|---|---|---|---|---|---|---|---|---|---|

4〜10月（8〜9月に活発）

### 生態・特徴

　体長25mm前後の大型のハチで人家の軒下や庭木の枝，垣根や壁の隙間などに営巣することが多く，人間の生活との接点が多い．性格は基本的におとなしいが，7〜9月に庭木の手入れや草刈りなどの際に巣を刺激することで，働きバチの攻撃を受けて刺される例が多い．

### その他のアシナガバチ

■キアシナガバチ

体長21〜26mm．北海道南端部から沖縄まで広く分布．

■キボシアシナガバチ

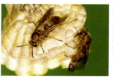

体長13〜14mm．北，本州，四国，九州などに分布．

①ハチ・アリ

26　●アシナガバチは草木につくイモムシ・ケムシを捕食する益虫の側面もある．

## ●●臨床像

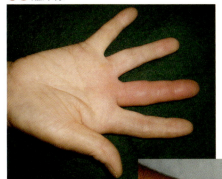

左3指を刺された直後．
局所の発赤と腫脹を認める．

左手背を刺されて
24時間後．
左手全体が腫脹．

## ■好発部位

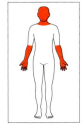

頭，顔，首，手などの露出部

### 臨床像の特徴

・刺された瞬間，患部に激痛を生じる．
・その後，発赤・腫脹を生じるが，多くの場合数時間で軽快する．
・ハチ毒アレルギーがある場合，オオスズメバチ（→ p.23）と同様．

### この虫の問題点

・女王バチはしばしば室内で越冬するため，冬でも刺されることがある．

### 対応・治療

・オオスズメバチの項（p.23）に同じ．
・皮疹にはステロイド外用薬．アナフィラキシー症状に注意．

### 予防・対策

・人家周辺での被害が多いので，庭仕事などの際には巣の存在に十分注意する必要がある．

### Dr.夏秋コメント

ハチの姿をよく見かける場合，近くに巣がある可能性があります．植え込みや垣根の内部に営巣していることもあるので注意しましょう．

● アシナガバチは飛翔する際，足を垂らして飛ぶので容易に見分けがつく．

### ▶刺す（攻撃） ハチ目ミツバチ科
# セイヨウミツバチ

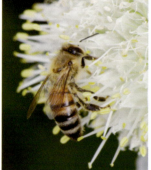

吸蜜するセイヨウミツバチ

セイヨウミツバチの毒針

**体長**

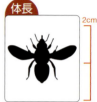

12〜13mm（働きバチ）

毒針の拡大．肉眼で見えない「かえし」と毒嚢がある．

| 分布 | 生息地・巣 | 出現時期 |
|---|---|---|

日本全域

養蜂されている巣箱のほか，人家の軒下などにも営巣．

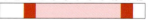

| 1 | 2 | 3 | 4 | 5 | 6 | 7 | 8 | 9 | 10 | 11 | 12 |

3月〜11月（初冬と早春は攻撃的）

### 生態・特徴

攻撃性は低く，刺しにくることは少ないが，巣を刺激すると攻撃してくることがある．色彩の個体変異が大きい．野生のミツバチは都市部でも生活しており，屋根裏や樹木の空洞に営巣する．

### その他のミツバチ

**■ニホンミツバチ**

セイヨウミツバチよりやや小さく，やや黒い．攻撃性は弱い．

**■クロマルハナバチ**

働きバチは体長9〜20mm．受粉用昆虫として利用されている．攻撃性は弱い．

● ミツバチは一度刺すと毒針とともに毒嚢と内臓が抜けて死んでしまう．

## ∞ 臨床像

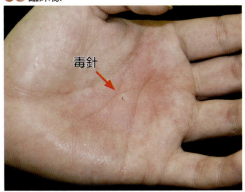

毒針

刺された直後.
手掌全体に紅斑があり，中央に毒針が残っている.

## ■ 好発部位

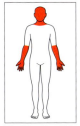

頭，顔，首，手などの露出部

### 臨床像の特徴
・刺された瞬間，患部に疼痛を生じる.
・その後，発赤・腫脹を生じるが，多くの場合数時間で軽快する.
・ハチ毒アレルギーがある場合はオオスズメバチと同様.

### この虫の問題点
・毒嚢が付着した毒針が皮膚に突き刺さったまま残る.
・毒嚢内の毒液は少しずつ皮膚に注入されるので，できるだけ早く毒針を抜く.

### 対応・治療
・患部に残った毒針をピンセットでつまんで除去する.
・炎症が強い場合はステロイド外用薬を塗布.
・アナフィラキシー症状をおこしたらすぐに救急搬送する.

### 予防・対策
・養蜂家など，ミツバチ刺症を回避できない場合には，エピペン®の携帯を勧める.

### Dr.夏秋コメント

養蜂家の方は常に刺されるリスクがあります．過去に刺された経験があればアレルギー体質になる可能性があり，注意が必要です．

● ミツバチの毒はアシナガバチやスズメバチの毒との類似性が低い.

### 刺す（攻撃） ハチ目ミツバチ科
# クマバチ

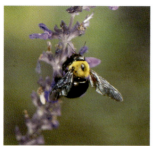
吸蜜するクマバチ（メス）

クマバチの毒針．毒性は低い．

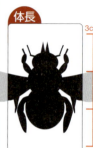
**体長** 21〜23mm

ホバリングするクマバチ（オス）

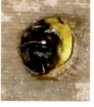
巣穴から顔を出す成虫

| 分布 | 生息地・巣 | 出現時期 |
|---|---|---|

本州，四国，九州

低山地，平地の人家周辺

| 1 | 2 | 3 | 4 | 5 | 6 | 7 | 8 | 9 | 10 | 11 | 12 |
|---|---|---|---|---|---|---|---|---|---|---|---|

4〜11月

### 生態・特徴

市街地や公園の藤棚でも発生している大型のハチ．メスは枯れ木や木の柱などに穴を開けて営巣し，幼虫のエサである花粉を貯蔵して卵を産む．オスは空中静止しながらメスを探し付近を飛ぶ他の昆虫類を追撃するが，毒針を持たないので刺すことはない．

### その他のクマバチ

■ **タイワンタケクマバチ**

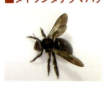

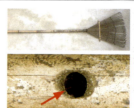

体長約20mm．近年日本に定着した外来種で東海・近畿地方を中心に分布拡大中．メスは枯れたタケに穴を開けて営巣する（→）．

● スズメバチを「クマンバチ」とよぶ地方があり，混同しないよう注意する．

## 臨床像

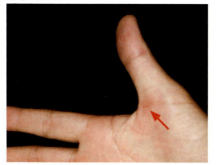

刺されて1時間後.
左1指に淡い紅斑を認める(→).

### 好発部位

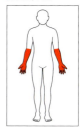

主に手

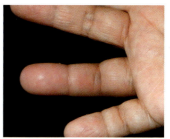

刺されて3時間後
(タイワンタケクマバチ).
竹ホウキを握った際に刺された.

## 臨床像の特徴

- クマバチは人を襲うことはほぼなく,刺された直後の疼痛のみ.
- 通常は強い炎症やアレルギー症状が出現することはない.
- タイワンタケクマバチ刺症ではアレルギー症状が出ることがある.

## この虫の問題点

- めったに人を刺さないが,メスを不用意につかむと刺すことがある.

## 対応・治療

- 炎症が強い場合はステロイド外用薬を塗布.
- アナフィラキシー症状をおこしたらすぐに救急搬送する.

## 予防・対策

- メスを不用意につかまないように注意する.

## Dr.夏秋コメント

近年はタイワンタケクマバチによる被害が増えています.竹製のホウキに穴がある場合はつかまないよう注意が必要です.

● 胸部が黄色なので「キムネクマバチ」とも呼ばれる.

▶刺す（攻撃）　　　　　ハチ目アリガタバチ科

# シバンムシアリガタバチ

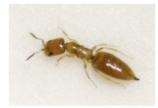
シバンムシアリガタバチ（メス）

シバンムシアリガタバチのメス毒針

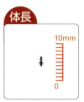
体長

メス：2mm

シバンムシアリガタバチ（オス：有翅型）

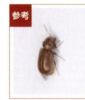
参考　■シバンムシ
シバンムシアリガタバチ幼虫の寄生先．穀物を食害．体長2.5mm．写真はジンサンシバンムシ．

分布
本州，四国，九州

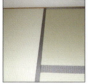
生息地・巣
主に畳．その他，貯蔵穀物・乾物保管場所

出現時期

| 1 | 2 | 3 | 4 | 5 | 6 | 7 | 8 | 9 | 10 | 11 | 12 |
|---|---|---|---|---|---|---|---|---|----|----|----|

春～秋（7～9月が活発）

## 生態・特徴

小型のハチで，メスは家屋害虫であるシバンムシなどの甲虫類の幼虫に産卵し，幼虫はシバンムシの体に寄生して成長する寄生蜂である．シバンムシ類の多い室内で，夏季に畳などで大発生することがある．

## その他の寄生するハチ

■キアシアリガタバチ

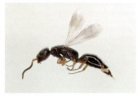

体長3mm．衣類害虫のヒメマルカツオブシムシの幼虫（右図）に寄生．

■参考：
ヒメマルカツオブシムシ幼虫

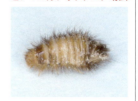

● シバンムシアリガタバチの毒成分は他のハチ毒との交差反応を示す可能性がある．

## 臨床像

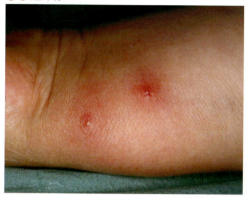

## 好発部位

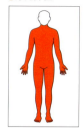

体幹,四肢

刺されて3日後.手首に紅色丘疹を認める.

### 臨床像の特徴

- 刺されるとチクリとした軽い痛みを感じるが,1時間以内に治まる.
- 刺された翌日から痒みを伴う紅斑が出現する場合もある.
- 稀にアナフィラキシー症状を生じる例がある.

### この虫の問題点

- 室内で大発生すると,連日刺されてチクチクと不快感を生じる.
- 刺された直後から膨疹が出現し,稀にアナフィラキシーショックを来す.

### 対応・治療

- 軽症であれば経過観察.
- 炎症反応が強い場合はステロイド外用薬を塗布する.

### 予防・対策

- シバンムシアリガタバチが発生している畳やじゅうたんなどで寝そべると刺される.
- 室内用殺虫剤で駆除する.

### Dr.夏秋コメント

近年はアリガタバチの被害が減少していますが,室内でチクリと感じた場合は本種の存在を念頭に置きましょう.

● 一見するとアリのようにみえるので「アリ型のハチ」という意味でアリガタバチと呼ばれる.

● 刺す（攻撃） ハチ目アリ科

# オオハリアリ

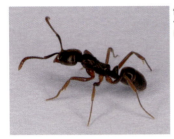

働きアリ
体は黒褐色だが脚は赤褐色

### 体長

働きアリ：4mm

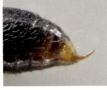

オオハリアリの毒針

有翅型（羽アリ）

### 分布

本州，四国，九州

### 生息地・巣

庭や公園の石，植木鉢の下，落ち葉の下

### 出現時期

| 1 | 2 | 3 | 4 | 5 | 6 | 7 | 8 | 9 | 10 | 11 | 12 |

春～秋

## 生態・特徴

　日常生活で人に被害を与えるアリの代表格．体色は黒で脚は赤褐色を呈する．人に対する攻撃性はないが，触れると偶発的に刺される．庭仕事などで刺されることが多い．

## その他のアリ

### ■オキナワアギトアリ

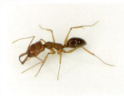

体長10mm．沖縄島に生息するハリアリで，毒針がある．

### ■エゾアカヤマアリ

体長7mm．北海道，本州中部以北に生息．巣を刺激すると激しく咬みつくが，毒針はない．

● 米国では日本から侵入したオオハリアリが外来アリとして問題になっている．

## 臨床像

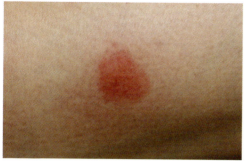

刺されて1日後.
痒みを伴う紅斑を認める.

刺されて3日後.
大きな浸潤性紅斑を認める.

## 好発部位

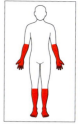

手・足など肌の露出部

## 臨床像の特徴

- 刺されると軽い疼痛が出現するが,1時間以内に治まる.
- 刺された翌日から痒みを伴う紅斑が出現し,腫れることもある.
- 稀にアナフィラキシー症状を来す.

## この虫の問題点

- 庭仕事で刺されることがあるほか,室内に侵入したオオハリアリに刺される場合もある.

## 対応・治療

- 通常,治療は不要で経過観察.
- 刺された直後に全身の痒みや血圧低下などのアナフィラキシー症状を呈したら,緊急対応(→ p.15)を行う.

## 予防・対策

- 庭や公園などに営巣している場合,作業の際に刺されないように肌の露出を避ける.殺虫剤散布による駆除は困難.

## Dr.夏秋コメント

稀な事例ですが,本種によるアナフィラキシーショックがおこりえますので,刺されないように注意が必要です.

● 家屋内にシロアリが発生すると,それを捕食するためにオオハリアリが侵入するとされる.

▶刺す(攻撃)　　　ハチ目アリ科（トフシアリ属）

# ヒアリ

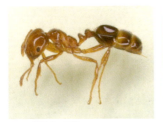

ヒアリ（働きアリ）

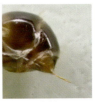

ヒアリの毒針

**体長**

働きアリ：
2.5～6.5mm
女王アリ：8mm

ヒアリ（女王アリ）

働きアリの中での大きさ比較
（2.5～6.5mm）

| 分布 | 生息地・巣 | 出現時期 |
|---|---|---|

2023年時点で18都道府県の港湾部などで確認

港湾部・コンテナヤード

| 1 | 2 | 3 | 4 | 5 | 6 | 7 | 8 | 9 | 10 | 11 | 12 |
|---|---|---|---|---|---|---|---|---|---|---|---|

3～11月
（気温の上昇とともに活動が活発化）

### 生態・特徴

　赤褐色で体長に個体差がある．南米原産だが，物資の移動とともに世界各地に分布を拡大．強い毒性をもつ．国内の初確認はコンテナヤードだが，内陸部への定着も懸念されている．特定外来生物に指定．朽木や機械部品の空間，コンクリートの割れ目などに営巣している．

### その他の外来アリ

■**アカカミアリ**

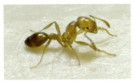

体長3～8mm．攻撃性は強いがヒアリよりは毒性が弱い．物資とともに国内に侵入．特定外来生物に指定．

■**コカミアリ**

体長1～2mm．ヒアリの一種だがヒアリよりは毒性が弱い．特定外来生物に指定．

● 今後，コンテナヤードでの発見のみならず，国内での繁殖が懸念される．

## 臨床像

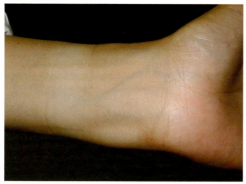

### 好発部位

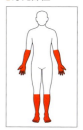

手，足など肌の露出部

刺されて1週間後．症状は軽快している．

### 臨床像の特徴

- アルカロイド毒（ソレノプシン）の作用で刺されると疼痛を生じる
- 半日～2日以内に無菌性膿疱が出現．炎症反応は1～2週間で軽快する．
- 1カ月程度色素沈着が残ることもあるが，症状には個人差が大きい．

### この虫の問題点

- ソレノプシン以外のヒアリの毒成分には，ハチ毒との類似性がある．
- ハチ毒にアレルギー体質の人はアナフィラキシーを生じる場合がある．

### 対応・治療

- 局所冷却を行い経過観察．炎症症状には，ステロイド外用薬を塗布．
- アナフィラキシー症状に対してはアドレナリンの筋肉内注射が必要．

### 予防・対策

- ヒアリの混入が予想されるコンテナヤードでの作業の際は軍手を装着する．
- 分布拡大を防ぐため，有翅の女王アリを飛散させない．

### Dr.夏秋コメント

 ヒアリ毒はハチ毒との交差反応性があるため，初めてヒアリに刺されてもアナフィラキシーの危険性があり，注意が必要です．

● 刺されるとアナフィラキシーで死に至る例もあるので「殺人アリ」の別名がある．

● **咬む（攻撃）**　　ムカデ綱オオムカデ目オオムカデ科

# トビズムカデ

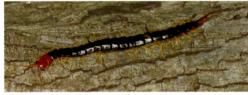
トビズムカデ成体

トビズムカデの頭部

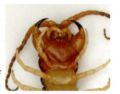
トビズムカデの顎肢（毒牙）

**体長** 7〜15cm（17cm / 15cm）

| 分布 | 生息地・巣 | 出現時期 |
|---|---|---|
| 本州，四国，九州 | 雑木林，田畑，河原の石の下，落ち葉の合間，人家周辺 | 1 2 3 4 5 6 7 8 9 10 11 12<br>春〜秋<br>（とくに5〜6月と9〜10月が活発） |

## 生態・特徴

主に雑木林に生息するが，田畑や草地の周囲，河原の土手の近くなどでみられ，小さな昆虫類を食べている．人家周辺でも植木鉢や庭石の下に生息しており，しばしば室内に侵入する．鳶色の頭部が特徴．

## その他の咬むムカデ

### ■オオムカデ

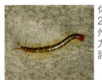

体長15〜20cmで本州，四国，九州，南西諸島に分布．

### ■アオズムカデ

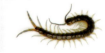

体長約6〜10cmで本州，四国，九州に生息．頭の色が胴体と同じ．

● 咬まれた時点でムカデの存在に気づかない場合，毒グモ咬症，毒ヘビ咬症との鑑別が必要となる．

## 臨床像

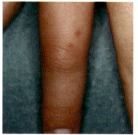

咬まれて1時間後.
左第2指に咬み痕がある.

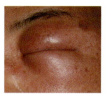

咬まれて翌日.
眼瞼に強い腫脹を認める.

■ 好発部位

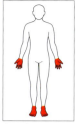

主に手足

### 臨床像の特徴

- 咬まれるとただちに激痛を生じ,咬まれた牙痕に小さな出血斑が2カ所みられる.
- 痛みは数時間以内に軽快するが,翌日以降に強い腫脹や痒みを伴う紅斑を生じることもある.
- 二次感染を生じると有痛性に腫脹する.

### この虫の問題点

- 稀に咬まれた直後から蕁麻疹や呼吸困難,気分不良などのアナフィラキシー症状が出現する.
- ショックに至った場合は救命処置が必要となる.

### 対応・治療

- 疼痛に対する対症療法として,局所麻酔薬の貼付や局所注射が有効.
- 疼痛緩和には冷却療法が安全である.
- 翌日以降に出現する炎症反応にはステロイド外用薬や内服薬を併用.
- 二次感染があれば抗菌薬を投与.

### 予防・対策

- 雑木林や田畑が近くにある家屋ではしばしばムカデが侵入するため,隙間の少ない家屋構造にし,床下環境の調整が重要.
- ムカデ用の殺虫剤を家屋周囲やムカデの侵入場所に噴霧しておく.
- 庭石や植木鉢などを移動する際は潜んでいるムカデに注意する.

### Dr.夏秋コメント

ムカデは梅雨の頃,雨の晩によく室内に侵入します.咬まれた場合のアナフィラキシー症状には注意が必要です.

● ムカデ咬症では温熱療法を推奨する考えもあるが,冷却療法と有意差はないとされる.

## ●咬む（攻撃） クモガタ綱クモ目フクログモ科
# カバキコマチグモ

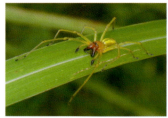
カバキコマチグモ（オス）

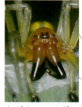
カバキコマチグモのオスの黒い牙

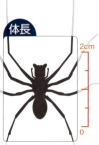
体長

オス：10〜13mm
メス：12〜15mm

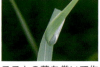
ススキの葉を巻いて作られた巣

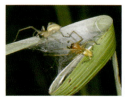
巣を開けてみられるオスとメス

| 分布 | 生息地・巣 | 出現時期 |
|---|---|---|

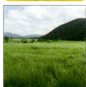

沖縄を除く全国　　ススキなどのイネ科の葉に営巣

出現時期：1 2 3 4 5 6 7 8 9 10 11 12
6〜9月

### 生態・特徴

橙黄色の腹部と大きな黒い牙をもつ．主に草地に生息し，夜間に巣から出て獲物を探し回る．オスはメスを求めて徘徊し，室内に侵入することもある．メスは秋にススキなどの葉を巻いた巣の中で産卵する．

### その他のクモ

■アシダカグモ

体長15〜30mm．主に室内に生息するクモで，つかむと咬まれることがある．毒はない．

■ジョロウグモ

体長20〜30mm．本州以南の人家周辺や山間部に生息．通常は咬まれることはない．

● カバキコマチグモによる咬症は一般に軽症で，多くは数日で軽快する．

## ●● 臨床像

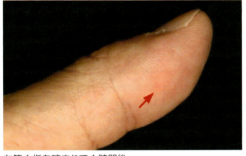

### ■好発部位

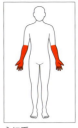

主に手

左第1指を咬まれて1時間後.
この症例は紅斑のみで咬み痕はほどんどわからない(→).

### 臨床像の特徴

- 咬まれた直後から痛みが出現するが,その程度には個人差がある.
- 多くの例で2カ所の咬み痕を認め,紅斑や腫脹(しゅちょう)を生じる.
- 悪心(おうき),嘔気や頭痛などを伴う場合もある.

### この虫の問題点

- 巻いた葉を広げると,中から出てきたクモに咬まれることがある.
- 深夜に室内に侵入した個体に咬まれる例も多い.

### 対応・治療

- 咬まれた場合は,まず保冷剤などで局所を冷却する.
- 局所の炎症所見があればステロイド外用薬を塗布する.
- 激しい疼痛(とうつう)に対してはオピオイド鎮痛薬(コデインなど)を用いる.
- 二次感染の合併が懸念される場合は抗菌薬を併用.

### 予防・対策

- 初夏から秋にかけてススキなどの草地を歩いたり,草刈りなどをする場合は長袖服で手袋を装着する.葉を巻いた巣には触らない.

### Dr.夏秋コメント

咬まれた時の毒の量にもよりますが,時には激しい痛みを生じる場合もあります.

● 近年は本種が生息するススキ原が減少し,個体数も減っている.

## 咬む（攻撃） クモガタ綱クモ目ヒメグモ科
# セアカゴケグモ

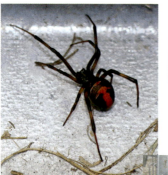

セアカゴケグモ（メス成体）

セアカゴケグモのメスの毒牙（→，オスには毒はない）

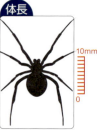

### 体長
メス成体：10mm
オス成体：4mm

グレーチングの裏にみられたセアカゴケグモのメスと卵嚢

### 分布
日本全域

### 生息地・巣
工場，公園，新興住宅地のブロックやグレーチング，植木鉢，エアコン室外機など

### 出現時期
| 1 | 2 | 3 | 4 | 5 | 6 | 7 | 8 | 9 | 10 | 11 | 12 |

季節性なし（7～10月が活発）

### 生態・特徴

工場や公園，新興住宅地などのブロックや道路側溝の溝蓋（グレーチング）に生息し，地表付近に簡単な巣を作って昆虫類などを捕食している．稀に室内に入り込むこともある．メスは全体に黒色の地色で，腹部背面の赤い斑紋と，腹面の特徴的な赤い砂時計型の斑紋を有し，神経毒を有する毒牙をもつ．オスに毒はない．特定外来生物に指定されている．

### その他のゴケグモ

■ハイイロゴケグモ，クロゴケグモ，ツヤクロゴケグモ
いずれも外来種として記録されており，強い毒性を有しているため注意が必要．

● 足を咬まれた幼児が急な腹痛を訴えて腸重積との鑑別を要する場合がある．

## ∞ 臨床像

## ■ 好発部位

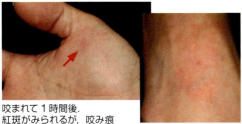

咬まれて1時間後. 紅斑がみられるが，咬み痕ははっきりしない（→）.

咬まれて翌日の足背. 淡い紅斑がみられる.

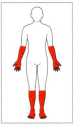

主に四肢

### 臨床像の特徴

- 咬まれた直後は軽い痛みを感じ，その後，5分～60分でしだいに痛みが増強する.
- 時間とともに痛みの範囲が拡大し，咬まれた部位と異なる部位の痛みも感じる.
- 皮膚に紅斑や腫脹が出現する場合もあるが，皮膚症状を認めないことも多い.

### この虫の問題点

- 毒成分は神経毒の α-ラトロトキシンで，時に嘔気，発汗，動悸，頭痛などの症状を伴う.
- 咬まれた状況や注入された毒液量などによって，症状の個人差が大きい.

### 対応・治療

- 咬まれた場合は，まず保冷剤などで局所を冷却する.
- 全身状態を確認しながら疼痛コントロールを行う.
- 鎮静薬（ジアゼパムなど）とオピオイド鎮痛薬（コデインリン酸塩など）で経過観察.
- 重症の場合は抗毒素血清の投与を検討するが，入手は困難.

### 予防・対策

- 庭や公園での作業や溝の掃除などの際には軍手を着用する.
- セアカゴケグモの卵嚢や虫体には殺虫剤の噴霧，または踏み潰して駆除する.

### Dr.夏秋コメント

国内の抗毒素血清の保管施設は非常に少なく，実質的には投与は困難です．通常は鎮静・鎮痛の処置で1週間以内に軽快します．

● 非ステロイド消炎鎮痛薬は無効である.

▶刺す（吸血）　　　ハエ目カ科（イエカ属）

# アカイエカ

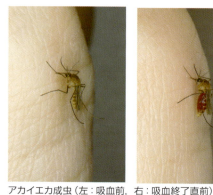

アカイエカ成虫（左：吸血前，右：吸血終了直前）

**体長**

5.5mm

アカイエカ幼虫
（ボウフラ）

**分布**

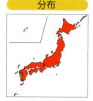

北海道，本州，四国，九州

**生息地・巣**

下水溝，防火用水槽，雨水ますなど

**出現時期**

| 1 | 2 | 3 | 4 | 5 | 6 | 7 | 8 | 9 | 10 | 11 | 12 |

通常早春～晩秋にみられるが，室内では冬でもみかける

### 生態・特徴

アカイエカは1年間に数世代の発育をくり返し，晩秋に出現したメスの成虫が越冬し，翌年の早春から活動を始める．しばしば室内に侵入し，冬でも暖房された部屋では成虫がみられることがある．夜間に吸血する性質があるので，就寝中に刺されることが多い．

### その他のイエカ

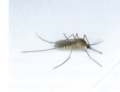

■**チカイエカ**
アカイエカと同種の亜種とされ，都市部のビルの地下排水槽などで発生する．
地下街などで冬場でも刺されることがある．

● 夜中に耳元で「ブ〜ン」という音とともに近づき，不愉快な痒みに悩まされる．

## 臨床像

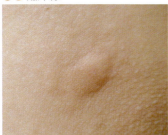

刺されて1日後. 痒みを伴う膨疹を認める(即時型反応).

## 好発部位

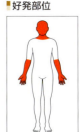

顔, 首, 上肢などの露出部

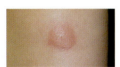

刺されて1日後. 痒みを伴う浸潤性紅斑を認める(遅延型反応).

表 力刺症の皮膚反応

| ステージ | 反応 | 日本人にみられやすい年齢 |
|---|---|---|
| 1 | 無反応 | 新生児期 |
| 2 | 遅延型反応のみ | 乳児期〜幼児期 |
| 3 | 即時型反応と遅延型反応 | 幼児期〜青年期 |
| 4 | 即時型反応のみ | 青年期〜壮年期 |
| 5 | 無反応 | 老年期 |

### 臨床像の特徴

- 唾液腺物質に対するアレルギー反応のため, 症状の個人差が大きい.
- 即時型反応では刺されてすぐに痒みを伴う膨疹・紅斑が出現する.
- 遅延型反応では刺された翌日から痒みを伴う紅斑・丘疹が出現する.
- 乳幼児時期には強い腫脹や水疱を形成することがある.
- 刺された頻度や年齢, 体質によってステージ(表)が推移する.

### この虫の問題点

- 子どもがかきむしることで, 伝染性膿痂疹(とびひ)をおこすことがある.

### 対応・治療

- 症状が軽い場合は自然軽快を待つ.
- 清涼成分(メントールなど)配合の市販外用薬も有用.
- 炎症が強い場合はステロイド外用薬の塗布.

### 予防・対策

- 手・足・首などの露出部をカバーする.
- 電子蚊取りや空間噴射式殺虫剤で就寝前に寝室の処置を実施する.

### Dr.夏秋コメント

力刺症はもっともありふれた虫による皮膚炎のひとつですが, 正確な知識により, 他の皮膚疾患との鑑別にも有用になります.

● 室内で越冬するので, 早春や晩秋に被害を受けることが多い.

## 刺す（吸血） ハエ目カ科（ヤブカ属）
# ヒトスジシマカ

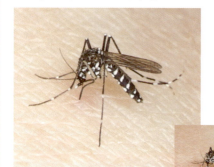

吸血中のヒトスジシマカ

吸血終了直前のヒトスジシマカ

**体長**

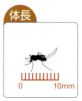

4.5mm

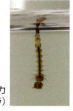

ヒトスジシマカ
幼虫（ボウフラ）

### 分布

東北地方～南西諸島

### 生息地・巣

人家周辺，公園，墓地，雑木林

### 出現時期

| 1 | 2 | 3 | 4 | 5 | 6 | 7 | 8 | 9 | 10 | 11 | 12 |
|---|---|---|---|---|---|---|---|---|----|----|----|

5～10月
（南西諸島など温暖な地域ではさらに長期）

### 生態・特徴

　いわゆるヤブカと呼ばれるカで，昼間に吸血する．成虫は人家周辺や公園，墓地，雑木林，草の茂みなどに生息し，幼虫はバケツや墓地の花立てなど，少量の水が溜まっていればどこでも発生する．人の出入り時に室内に侵入することもある．

### その他のヤブカ

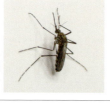

■ヤマトヤブカ
体長6mm．山林内でみられることが多い．沖縄を除く全国に分布．吸血性は強くない．

■オオクロヤブカ
体長7mm，腹部側面の白い三角模様が特徴．日本全土に分布し，積極的に吸血する．

● デング熱はネッタイシマカ，ヒトスジシマカが媒介する．

## 臨床像

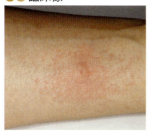

刺されて15分後（即時型反応）．紅斑と膨疹．

### 好発部位

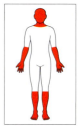

顔，首，四肢の露出部

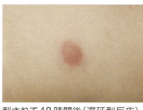

刺されて48時間後（遅延型反応）．浸潤性紅斑を認める．

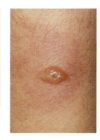

水疱を形成した小児例．

### 臨床像の特徴

- 即時型反応では刺されてすぐに痒みを伴う膨疹・紅斑が出現する．
- 遅延型反応では1～2日後に痒みを伴う紅斑・丘疹が出現する．
- 小児期は強い腫脹や水疱を生じることが多い．

### この虫の問題点

- 通常は数日～1週間で軽快するが，搔破による二次感染に注意．
- 高熱を伴い，局所が水疱や血疱を生じた後に潰瘍化する場合は，蚊刺過敏症を疑う．

### 対応・治療

- 症状が軽い場合は自然軽快を待つ．
- 炎症が強い場合はステロイド外用薬を塗布する．

### 予防・対策

- 野外活動の際には肌の露出を避け，虫除け剤（忌避剤）や携帯用電池式蚊取りなどを活用する．

### Dr.夏秋コメント

カは二酸化炭素や汗の臭いなどに誘引されますが，皮膚常在細菌の違いで寄りつきやすさに個人差があります．

● 蚊刺過敏症は慢性活動性EBウイルス感染症による症状のひとつである．

③ カ・アブ・ブユ・ヌカ

▶刺す（吸血）　　　　　　　　ハエ目アブ科

# イヨシロオビアブ

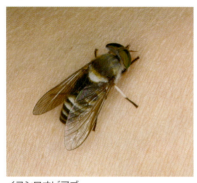

イヨシロオビアブ

**体長**

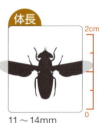

11〜14mm

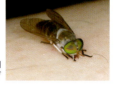

吸血中のイヨシロオビアブ

| 分布 | 生息地・巣 | 出現時期 |

北海道，本州，四国，九州

山地・山間部，主に渓流沿い

| 1 | 2 | 3 | 4 | 5 | 6 | 7 | 8 | 9 | 10 | 11 | 12 |

7〜9月
（とくに8月中旬に個体数増加）

## 生態・特徴

　きれいな水の流れる河原の周囲に多くみられ，夕方の薄暗くなる時間帯にとくに激しく人を襲い吸血する．北陸や東北地方では集団で人を襲うことがあり，山間部での吸血被害が多い．

### その他のアブ

■アカウシアブ

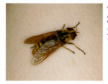

体長20〜30mmの大型のアブ．

■ヤマトアブ

体長14〜21mm，全国に広く分布する．

48　● アカウシアブは見た目がスズメバチに似ているため「ハチアブ」と呼ばれる．

## 臨床像

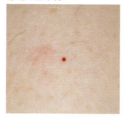
刺された直後の出血点.

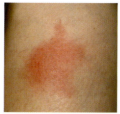
刺されて24時間後.

## 好発部位

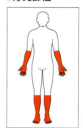
四肢の露出部

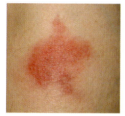
刺されて48時間後.
浸潤性紅斑を認める.

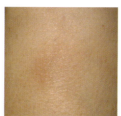
刺されて1週間後.
皮疹が軽快した状態.

### 臨床像の特徴

- アブは吸血の際,口器で皮膚を切り裂くため,強い痛みを感じる.
- 吸血部に小さな出血点を認め,その後の皮膚症状には個人差がある.
- 強い痒みを伴う浸潤性紅斑(しんじゅんせいこうはん)や腫脹(しゅちょう)を生じるが,1週間程度で軽快する.

### この虫の問題点

- 場所によっては多数の個体が発生し,集団で人を襲う.
- 野外レジャーや山林での作業に甚大な影響を与えることがある.

### 対応・治療

- 軽症であればステロイド外用薬を塗布する.
- 腫脹(しゅちょう)を伴う強い炎症の場合はステロイド内服薬を併用する.
  (プレドニゾロン換算20mg/日程度で3〜5日間)

### 予防・対策

- 野外活動時は肌の露出を避け,虫除け剤(忌避剤)を活用する.
- 川沿いの生息地では車の中に飛び込んでくるので,窓を閉じる.

### Dr.夏秋コメント

富山県ではオロロと呼ばれ恐れられたアブです.山間部での多数個体による被害に注意が必要です.

● メスは無吸血で最初の産卵が可能だが,2回目の産卵には吸血が必要.

▶刺す（吸血）　　　　　　　　ハエ目ブユ科

# アシマダラブユ

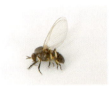
アシマダラブユ

**体長**
2.5〜3mm

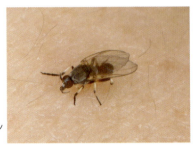
吸血中のアシマダラブユ

**分布**
日本全域

**生息地・巣**
山地（高原・山間部）

**出現時期**

| 1 | 2 | 3 | 4 | 5 | 6 | 7 | 8 | 9 | 10 | 11 | 12 |

初夏〜夏（北海道），
季節性なし（九州以南）

### 生態・特徴

　日本全土に広く分布し，高原や山間部での被害が多い．地域によって人吸血性には違いがある．夏に高原や渓流沿いのレジャーの際に，露出した下腿を刺される例が多く，とくに朝夕や曇天時には多数のブユが吸血に集まることがある．

### その他のブユ

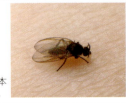

■**キタオオブユ**
体長約4mm．北海道・本州北部の渓流沿いに生息．

● 近縁種にカワムラアシマダラブユ，ヒメアシマダラブユ，サキシマアシマダラブユなどがある．

## 臨床像

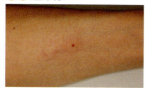

刺されて15分後. 中央に出血点を伴う膨疹を認める.

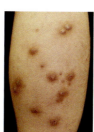

刺されて72時間後. 強い腫脹を伴う紅斑を認める.

半年前にブユに刺されて生じた慢性痒疹.

## 好発部位

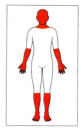

顔, 首, 四肢の露出部

## 臨床像の特徴

- 吸血中は自覚症状がほとんどなく, 小出血点がみられる.
- 皮膚症状には個人差があるが, 刺された翌日に強い腫脹を生じやすい.
- 痒みがいつまでも残り, 慢性痒疹になることがある.

## この虫の問題点

- 刺された翌日に強い腫脹を生じ, 時にはリンパ管炎や所属リンパ節腫脹を伴う.
- 慢性痒疹になると難治性で治療に手こずる.

## 対応・治療

- 軽症であればステロイド外用薬を塗布する.
- 腫脹を伴う強い炎症の場合はステロイド内服薬を併用する. (プレドニゾロン換算20mg/日程度で3〜5日間)
- 慢性痒疹にはステロイド貼付薬やステロイド局所注射が有効.

## 予防・対策

- ブユの多い山間部や渓流沿いでは肌の露出を避ける.
- 虫除け剤(忌避剤)や携帯用電池式蚊取りを活用する.

## Dr.夏秋コメント

刺されていることに気づかず, 吸血部に小出血を伴うのがブユの特徴です. 山間部だけでなく人里でも被害を受けることがあります.

● 紅斑や腫脹が激しい場合は, 蜂窩織炎との鑑別が必要となる.

▶刺す（吸血）　　　　　　　ハエ目ヌカカ科

# シナノヌカカ

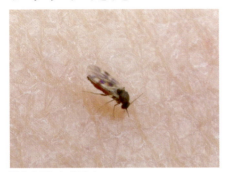

吸血中のシナノヌカカ

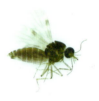

1.2〜1.4mm

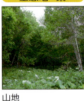

シナノヌカカ

| 分布 | 生息地・巣 | 出現時期 |
|---|---|---|

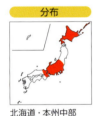

北海道・本州中部

山地

6〜7月

### 生態・特徴

　森林内で多数の個体が吸血に集まってくるため，キャンプなどの際に被害を受けることが多い．主に露出部から吸血するが，小さな虫なので網戸や蚊帳の目をくぐって室内に侵入し，頭皮や袖口付近から吸血することもある．

### その他の吸血するヌカカ

■ヌノメモグリヌカカ

体長約1mm，本州山岳地帯に生息し，6〜7月に出現．

■トクナガクロヌカカ

体長約2mm，鳥取県の海岸付近では6月頃，奄美大島では4月頃に出現する．

● 海岸付近ではイソヌカカが生息し，釣りや海水浴の際に被害を受ける．

## 臨床像

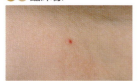

吸血直後．
小さな出血点がみられる．

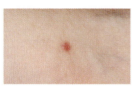

刺されて48時間後．
紅色丘疹を認める．

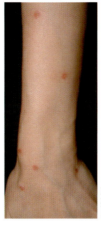

刺されて3日後．
孤立性に散在する紅色丘疹．

## 好発部位

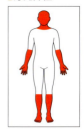

顔，首，四肢の露出部，頭皮や袖口付近

### 臨床像の特徴

- 吸血の際にチクチクした軽い痛みを伴うが，吸血に気づかないこともある．
- 吸血部に小出血点がみられ，痒みや丘疹(きゅうしん)は翌日以降に出現することが多い．
- 多数の個体に吸血され，しばしば皮疹が多発する．

### この虫の問題点

- 頭髪や衣類の袖の隙間からもぐり込んで吸血する場合がある．
- 夏に山間部でキャンプなどを行う際はとくに注意が必要．

### 対応・治療

- 個々の皮疹に対してはステロイド外用薬を塗布する．
- 痒みが強い場合は抗ヒスタミン薬を服用する．

### 予防・対策

- ヌカカの生息地では肌の露出を避け，虫除け剤（忌避剤）を衣類にも噴霧する．
- キャンプ等野外活動の際は虫除け剤のほか，携帯用電池式蚊取りも活用する．

### Dr.夏秋コメント

ヌカカには山中あるいは海岸に生息する種類がありますが，その生息地は限られます．

● トクナガクロヌカカはスカートの裾からも侵入するので「エッチ虫」と呼ばれる．

▶刺す（吸血） カメムシ目トコジラミ科

# トコジラミ

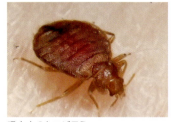

吸血中のトコジラミ

吸血終了時のトコジラミ

**体長**

成虫：5mm

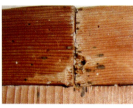

部屋の柱にみられた多数の糞と卵

トコジラミの口吻（口器）

| 分布 | 生息地・巣 | 出現時期 |
|---|---|---|

日本全域

室内の壁や柱の割れ目，畳やベッド，引き出しの隙間

1 2 3 4 5 6 7 8 9 10 11 12

4〜10月
（宿泊施設内では季節性なし）

### 生態・特徴

　トコジラミはカメムシの仲間で，昼間は室内の壁や柱の割れ目，ベッドの隙間などに潜み，夜間に就寝中の人の露出した皮膚から吸血する．戦後，衛生状態の改善と殺虫剤の使用で被害が激減したが，近年増加しており，とくに宿泊施設内での蔓延が問題となっている．

### その他の吸血するトコジラミ

■ネッタイトコジラミ

成虫の体長は約5mm，熱帯・亜熱帯などに生息するが，国内でも散発的に発見される．

■ツバメトコジラミ

成虫の体長は約3mm，イワツバメなどに寄生し，鳥の巣内に生息するが時に室内に侵入する．

● トコジラミはカメムシの仲間のため，独特の臭いを発する．

## ●● 臨床像

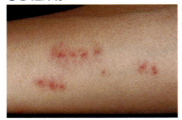

多数の紅色丘疹が並ぶ.

### ■ 好発部位

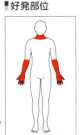

就寝中に露出する顔, 首, 四肢

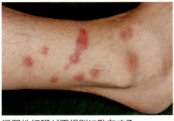

浸潤性紅斑が不規則に散在する.

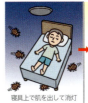

寝具上で肌を出して消灯 → 約30分後に点灯!

虫体捕獲に有効な「うそ寝作戦」: 寝具の上で肌を出して消灯し, 約30分後に点灯して虫体を確認する.

### 臨床像の特徴

- 痒みを伴う紅色丘疹や浸潤性紅斑(しんじゅんせいこうはん)が首や手, 前腕などに多発する.
- 吸血中の口器刺し変えにより, 複数の皮疹が狭い範囲に集中する.
- 刺される頻度や体質によって症状の個人差がある.

### この虫の問題点

- ピレスロイド系殺虫剤抵抗性のトコジラミが蔓延している.

### 対応・治療

- 皮疹部にステロイド外用薬を塗布する.
- 軽症の場合は市販の虫刺され用外用薬で様子をみる.
- 炎症反応が強い場合は, 抗ヒスタミン薬やステロイド内服薬を併用.

### 予防・対策

- 旅行の際は荷物や衣類を部屋の入り口付近か洗面所におく.
- 有効な殺虫剤(プロポクスル, メトキサジアゾン, ブロフラニリド)で駆除する.

### Dr.夏秋コメント

旅行や出張などで宿泊施設から持ち帰って一般住宅内で増殖します. 清潔・清掃を徹底しても予防は困難です.

● トコジラミの捕獲には筆者提唱の「うそ寝作戦」が有効. (イラスト参照)

● 刺す（吸血）　　　　　ノミ目ヒトノミ科

# ネコノミ

ネコノミ成虫

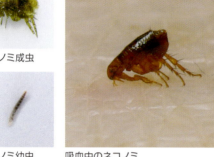
吸血中のネコノミ

ネコノミ幼虫

**体長**
0　　　　　10mm
2～3mm

| 分布 | 生息地・巣 | 出現時期 |
|---|---|---|
| 本州・四国・九州 | 人家周辺や公園など（野良ネコの生息場所） | 1 2 3 4 5 6 7 8 9 10 11 12<br>5～10月（6～9月に活発） |

### 生態・特徴

　近年は野良ネコや飼いネコに寄生するネコノミによる被害が主体である．羽はないが跳躍力が強く（約30cm），地表から人の下腿(かたい)に飛びつく．主にネコから吸血するが，イヌや人からも吸血する．吸血時間は数分間に及ぶが，吸血中に自覚症状はない．

### その他のノミ

**■スズメトリノミ**

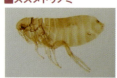
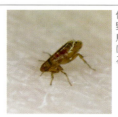

体長2.5～3.5mm．野鳥に寄生するため鳥の巣に生息し，稀に人家内に侵入する．

● 野良ネコが徘徊(はいかい)する庭や公園ではネコノミが発生することが多い．

## ∞ 臨床像

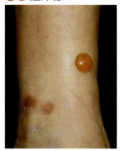

下腿に生じた水疱．

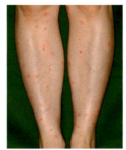

下腿に多発する紅色丘疹．

## ■ 好発部位

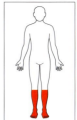

主に下腿，足

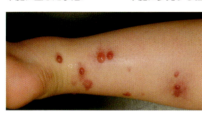

下腿に紅色丘疹と水疱を認める．

## 臨床像の特徴

- 皮疹は下腿〜足背に好発し，足関節付近に多数の皮疹が認められる．
- 痒みの強い浸潤性紅斑（しんじゅんせいこうはん）や紅色丘疹が孤立性に散在し，水疱を形成する．

## この虫の問題点

- 皮疹が多発することが多く，非常に痒みが強い．
- 吸血に気づかず，刺されている場面をみていないことが多い．

## 対応・治療

- 皮疹にはステロイド外用薬を塗布，痒みには抗ヒスタミン薬を服用する．

## 予防・対策

- 屋外では下腿の露出を避け，虫除け剤（忌避剤）を足や下腿に噴霧する．
- ネコノミの発生源（幼虫は土の中に生息）を探して殺虫剤で駆除する．
- 屋内で発生した場合は燻煙式（くんえん）殺虫剤で室内の駆除処理をする．
- ペットにノミ取り首輪や害虫駆除剤を用いる．

## Dr.夏秋コメント

下腿に大きな水疱を作った場合，水疱性類天疱瘡（すいほうせいるいてんぽうそう）を鑑別する必要があります．臨床像がIgA血管炎（けっかんえん）に類似することもありますので注意が必要です．

● 近年ではヒトノミ，イヌノミは激減しており，吸血するのはもっぱらネコノミである．

### 刺す（吸血） シラミ目ヒトジラミ科
# アタマジラミ

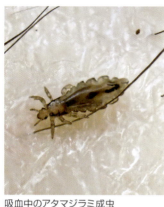

吸血中のアタマジラミ成虫

アタマジラミ卵
(0.8mm)

孵化後のアタマジラミ卵

鑑別：毛髪に付着したヘアキャスト※. 卵と間違えやすい

**体長**

オス：2mm
メス：3mm

| 分布 | 生息地・巣 | 出現時期 |
|---|---|---|

| 1 | 2 | 3 | 4 | 5 | 6 | 7 | 8 | 9 | 10 | 11 | 12 |
|---|---|---|---|---|---|---|---|---|---|---|---|

年中（季節性なし）

日本全域

頭髪に寄生

※ヘアキャスト：毛髪にリング状に付着した鱗屑.

### 生態・特徴

　頭髪に寄生する吸血性昆虫で，幼虫，成虫は頭皮から吸血し，メスは毛髪に卵を固着させて産卵する．頭髪の直接的な接触によって感染するが，帽子やヘアブラシ，寝具などを介して感染することもある．清潔にしていても集団生活の中で誰でも感染する可能性がある．アタマジラミは人の体から離れると，1〜2日しか生存できない．

### その他の吸血するシラミ

■コロモジラミ
外観はアタマジラミと同様だが，やや大きく白っぽい．着衣に寄生して皮膚から吸血するので衣類を熱湯消毒して駆除する．

コロモジラミ成虫

コロモジラミ卵

● 小学生以下の幼小児の間で流行することが多い．プールの水では感染しない．

## 臨床像

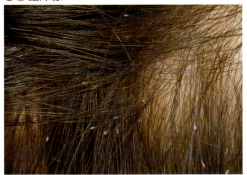

頭髪に付着したアタマジラミの虫卵.

### 好発部位

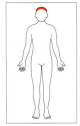

主に頭髪

幼虫・成虫の駆除に有効なすき櫛.

### 臨床像の特徴

- 初期は自覚症状に乏しく，感染後1カ月以上してから頭部の痒みを生じる.
- 後頭部や側頭部，耳後部の毛髪の付け根付近に多数の虫卵が付着する.
- 搔破(そうは)による二次感染で耳後部や頸部のリンパ節が腫脹(しゅちょう)することがある.

### この虫の問題点

- 不潔により発生するとの誤解で，差別意識につながる恐れがある.
- 沖縄を中心にフェノトリン抵抗性アタマジラミが増加している.

### 対応・治療

- すき櫛(くし)を用いて虫卵や幼虫，成虫を除去する.
- フェノトリン(ピレスロイド系殺虫剤)含有パウダー，シャンプー(市販薬)で駆除する.
- フェノトリン抵抗性アタマジラミにはジメチコン含有の駆除薬(市販薬)を用いる.

### 予防・対策

- 保育所や学校などで枕や帽子，タオルなどの共用を避ける.
- アタマジラミの流行があれば，日常生活を共にする人を検診し，同時に治療する.

### Dr.夏秋コメント

アタマジラミは主に子供同士の頭髪の接触で感染します．決して不潔で発生する虫ではないことを理解させましょう．

● フェノトリンは卵には効果がないので，3日に1回，3〜4回の処置を行う．

## ●刺す（吸血）　　　　シラミ目ケジラミ科
# ケジラミ

ケジラミ成虫（メス）

ケジラミ卵　吸血中のケジラミ

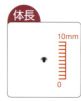

**体長**
成虫：0.8〜1.5mm
卵：0.7〜0.8mm

**分布**

日本全域

**生息地・巣**

主に陰毛，ときに体毛，睫毛など

**出現時期**

| 1 | 2 | 3 | 4 | 5 | 6 | 7 | 8 | 9 | 10 | 11 | 12 |

年中（季節性なし）

### 生態・特徴

　ケジラミはアタマジラミ・コロモジラミ（ヒトジラミ）とは別属のシラミで，陰毛を中心とした体毛に寄生する．陰毛に中脚，後脚の爪を引っ掛けるようにしてつかまりながら生活し，陰毛基部の皮膚から吸血する．陰毛が直接接触する性行為によって感染する．

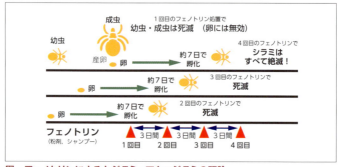

**図　フェノトリンによるケジラミ・アタマジラミの駆除**
卵に対しては効かないため，3日に1回，計4回くり返す．

● ケジラミは見た目がカニに似ているので，crab louse（カニシラミ）と呼ばれる．

## 臨床像

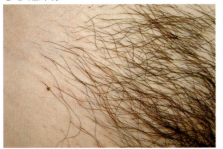

陰部に寄生した例

## 好発部位

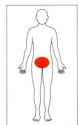

下腹部〜鼠径部

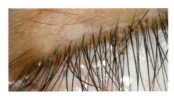

ケジラミ症(眼瞼部[まぶた]に寄生した例)

陰毛に生息するケジラミ

### 臨床像の特徴

- 主に性行為で感染するが，稀に家族内(親子)で感染する．
- 感染後，約1カ月頃から陰部の痒みを生じ，吸血部位に小丘疹を認める．
- ケジラミの排泄物により，下着に赤錆色の点状のシミが付着する．

### この虫の問題点

- 性行為のパートナーから感染することが多く，他の性感染症を合併している可能性がある．

### 対応・治療

- 陰毛を剃ることが有効で確実．
- フェノトリン含有のパウダー，シャンプー(市販薬)で駆除する．

### 予防・対策

- 陰毛を剃る．
- パートナーにも感染している可能性が高いため，感染の有無を確認のうえ，同時に治療する．

### Dr.夏秋コメント

ケジラミ症を診断したら，梅毒や淋菌感染症など他の性感染症も疑い，検査する必要があります．

● 陰毛以外に睫毛や眉毛，肛門周囲や胸部，大腿部の毛，稀に頭髪に寄生することがある．

▶刺す（吸血） クモガタ綱ダニ目マダニ科

# タカサゴキララマダニ

タカサゴキララマダニ若虫

タカサゴキララマダニ成虫（オス）

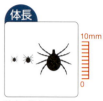

**体長**

幼虫：約1mm
若虫：約2mm
成虫：6.5〜8.5mm

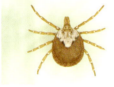

タカサゴキララマダニ成虫（メス）

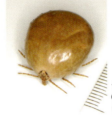

タカサゴキララマダニの飽血個体（メス）（体長2cmに膨大）

| 分布 | 生息地・巣 | 出現時期 |
|---|---|---|

関東以南　　　山間部の雑木林や畑

| 1 | 2 | 3 | 4 | 5 | 6 | 7 | 8 | 9 | 10 | 11 | 12 |
|---|---|---|---|---|---|---|---|---|---|---|---|

2〜11月（5〜7月に活発）

## 生態・特徴

　大型のマダニで，成虫よりも若虫による刺症が多い．主に雑木林の下草付近で待機しており，そこで衣類や皮膚に付着して吸着を受ける．幼虫の場合は2〜3日で自然脱落するが，若虫では約1週間，成虫では1〜2週間吸血を続け，飽血状態になると脱落する．吸着した口器はセメント状の物質で固められており，手でむしると口器が皮膚に残る．飽血状態になると腹部が膨大し，ほくろやイボと見間違えることもある．

## その他のマダニ①

■**フタトゲチマダニ**
成虫の体長2〜3mm，全国に分布するが被害は西日本に多い．小児例では頭皮への吸着が多い．

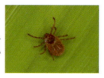

● 西日本でのマダニ刺症の約8割が本種による．最近では東北地方でもみつかる．

## 臨床像

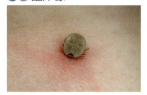
吸着して4〜5日後の若虫.

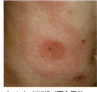
大きな紅斑（TARI）.

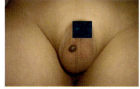
幼児陰部に吸着した若虫.

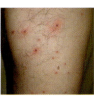
幼虫による多発刺症.

### 好発部位

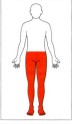

主に下半身（下腹部，陰部，大腿など）

### 臨床像の特徴

- 自覚症状がなく，吸着に気づかないことが多い．
- 吸着部に痒みを伴う紅斑や水疱を認めることもある．
- 大きな紅斑を呈する場合は tick-associated rash illness（TARI）と呼ばれる．

### この虫の問題点

- 稀ながら重症熱性血小板減少症候群（SFTS）を媒介する可能性がある．
- 虫体除去後1〜2週間は急な高熱，腹痛，下痢などの症状に注意する．

### 対応・治療

- 幼虫による刺症の場合はピンセットや異物鑷子で除去する．
- 若虫，成虫の場合もピンセット等で除去できることが多い．
- 口器が強固に固着している場合は局所麻酔下で皮膚ごと除去する．
- 虫体除去後，一律に予防的な抗菌薬投与は推奨されない．

### 予防・対策

- 山間部での野外レジャーや農作業の際は，肌の露出を避ける．
- 野外活動時は足元を重点的に虫除け剤（忌避剤）を噴霧する．

### Dr.夏秋コメント

吸着されても自覚症状がないため，吸血して膨大した虫体を発見して気づく例が多いです．

● TARIはマダニ由来の唾液腺物質に対するアレルギー反応と考えられる．

### 刺す（吸血） クモガタ綱ダニ目マダニ科
# シュルツェマダニ

シュルツェマダニ
成虫（メス）

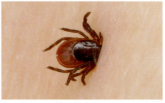
シュルツェマダニ刺症

体長
3.5mm（メス）

シュルツェマダニ
成虫（オス）

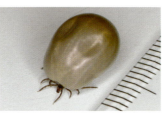
シュルツェマダニの
飽血個体（メス）
（体長約 12mm）

| 分布 | 生息地・巣 | 出現時期 |
|---|---|---|
| 北海道（平地～山地），本州，四国，九州の山地（西日本では少ない） | 山林の林床や山道沿い | 5～7月 |

### 生態・特徴

寒冷地に生息するマダニで本種による刺症はほとんどがメス成虫による．ライム病ボレリアを保有する場合があり，吸血されて感染すると，ライム病を発症するので，注意が必要である．国内でのライム病はほとんどが北海道で感染する．

### その他のマダニ②

■ヤマトマダニ
成虫の体長 2～3mm，北海道～屋久島に分布．頭頸部への吸着例が多い．ダニ媒介脳炎を媒介する可能性がある．

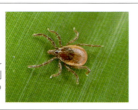

● ボレリアとは，スピロヘータ科の細菌の一種（ボレリア属）．

## 臨床像

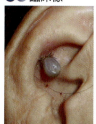

耳介に吸着, ほぼ飽血状態の成虫 (メス).

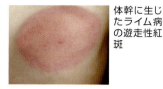

体幹に生じたライム病の遊走性紅斑

## 好発部位

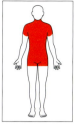

主に体幹

## 臨床像の特徴

- 口器を刺入されても自覚症状がほとんどないので吸着に気づかない.
- 数日〜10日程度の吸血でマダニが膨大して初めて気づく.
- ライム病に感染した場合は遊走性紅斑(ゆうそうせいこうはん)を生じる.

> **ミニコラム　ライム病の症状**
> マダニに吸着されて数日〜2週間後から吸着部位に類円形の浮腫(ふしゅ)性紅斑(せいこうはん)が出現して, しだいに拡大する. 最大数十cmに及ぶ. 感染初期は感冒様症状を伴う. その後神経症状 (髄膜炎(ずいまくえん)など), 循環器症状 (心筋炎など), 眼症状 (虹彩炎(こうさいえん)など), 関節炎などを合併するため, 早期の治療が必要.

## この虫の問題点

- シュルツェマダニはライム病ボレリアや新興回帰熱の病原体ボレリアを保有する場合がある.

## 対応・治療

- 局所麻酔下で虫体ごと切除するのが確実. 吸着して3日以内であればライム病感染の予防にも役立つ.
- 吸着部周囲に直径5cmを超える紅斑が出現した場合は, テトラサイクリン系またはペニシリン系抗菌薬を投与する.
- ライム病の診断には初期と回復期の血清を用いてライム病ボレリアの特異的抗体を測定する (行政検査).

## 予防・対策

- 5〜6月に北海道や本州中部山岳地域に行く場合には, 肌の露出を避け, 虫除け剤 (忌避剤) を活用する.

## Dr.夏秋コメント

ライム病の遊走性紅斑と類似したTARI (→ p.63) を区別する必要があります.

● ライム病は4類感染症で, 診断した医師はただちに最寄り保健所に届け出る必要がある.

▶刺す（吸液）　　　クモガタ綱ダニ目ツツガムシ科

# タテツツガムシ

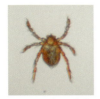
タテツツガムシ幼虫

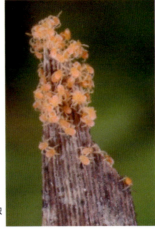
タテツツガムシ幼虫
のクラスター

体長
0.2〜0.3mm
（幼虫）

| 分布 | 生息地・巣 | 出現時期 |
|---|---|---|

岩手県中部以南

草原や耕作地，河川
敷など

| 1 | 2 | 3 | 4 | 5 | 6 | 7 | 8 | 9 | 10 | 11 | 12 |
|---|---|---|---|---|---|---|---|---|---|---|---|

9〜12月

## 生態・特徴

　草原や耕作地，河川敷などに生息する．生息地は限局されるが，密度の濃い地域も散在する．幼虫は秋から冬に出現し，地表付近の枯れ枝の先などで多数個体がクラスターを形成する．ネズミなどに吸着するが，人にも吸着して皮膚炎の原因となる．体長は0.2〜0.3mmと，マダニよりかなり小さい．つつが虫病の媒介ダニであるが，リケッチアを保有していない場合には発症しない．成虫は吸血しない．

### その他の人に吸着するツツガムシ

■**フトゲツツガムシ**
幼虫は越冬して3〜5月にも被害を及ぼす

■**アカツツガムシ**
6〜9月に出現，東北地方で古典的つつが虫病を媒介する．

● 吸着した幼虫は3日以内に脱落するので，皮疹部に虫体を確認するのは困難．

## 臨床像

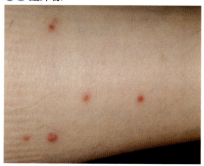

### 好発部位

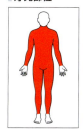

体幹, 四肢

刺されて3日後. 紅色丘疹が散在する.

### 臨床像の特徴

- 痒みを伴う紅色丘疹（こうしょくきゅうしん）が孤立性に散在ないし多発する.
- 皮疹は吸着後1〜2日で出現, 2〜3日後にピークとなり, しだいに軽快する.
- つつが虫病リケッチアを保有していた場合は刺し口に痂皮（かひ）を付着する.

### この虫の問題点

- 病原体リケッチアを保有したツツガムシ幼虫に刺されるとつつが虫病を発症する.
- 高熱と全身の発疹, 刺し口を認めた場合はただちに治療が必要.

### 対応・治療

- 皮疹に対する治療として, ステロイド外用薬を塗布する.
- つつが虫病を発症した場合はテトラサイクリン系の抗菌薬を投与する.

### 予防・対策

- 9〜12月にタテツツガムシ生息地で野外作業を行う際は肌の露出を避け, 虫除け剤（忌避剤）を活用する.
- 幼虫は地表付近の枯れ木の先にクラスターを形成するので, 生息地では安易に枯れ木などに触れない.

### Dr.夏秋コメント

タテツツガムシの生息地はきわめて限られます. 病原体の保有率も低いので過剰な心配は不要ですが, 注意は必要です.

● つつが虫病は4類感染症で, 診断した医師はただちに最寄りの保健所に届け出る必要がある.

▶刺す（攻撃） クモガタ綱ダニ目ツメダニ科

# フトツメダニ

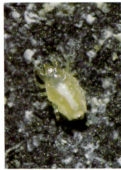

フトツメダニ成虫

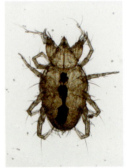

フトツメダニ成虫
（顕微鏡写真）

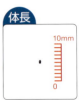

0.5～0.8mm
（成虫）

| 分布 | 生息地・巣 | 出現時期 |

日本全域

畳，じゅうたん，カーペット，布団

| 1 | 2 | 3 | 4 | 5 | 6 | 7 | 8 | 9 | 10 | 11 | 12 |

春～秋
（高温多湿の6～8月が活発）

### 生態・特徴

　室内の畳（新しい畳を好む）やじゅうたん，カーペットなどに発生するコナダニ，ヒョウヒダニを捕食して生活するダニ．ヒトを吸血する性質はないが，偶発的に触れて刺されることがある．

### その他のツメダニ

■ミナミツメダニ
0.4～0.7mm．高温多湿となる夏季に活動が活発化する．

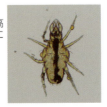

● ヒョウヒダニ類はアレルゲンとして問題になるが，吸血性ダニではない．

## ●● 臨床像

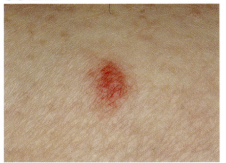

刺されて48時間後．紅色丘疹を認める．

### ■好発部位

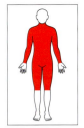

体幹，四肢
畳や布団などに肌が接する部位

### 臨床像の特徴

- 刺されて24〜48時間で痒みを伴う紅斑または紅色丘疹が出現する．
- ツメダニ由来成分に対する遅延型アレルギー反応と考えられる．

### この虫の問題点

- ツメダニによる刺症を証明することは難しい．
- 肌と虫体が接した部位にのみ孤立性に皮疹が現れることが診断の一助になる．

### 対応・治療

- 皮疹に対する治療として，ステロイド外用薬を塗布する．

### 予防・対策

- 捕食性のダニのため，餌となるヒョウヒダニなどが発生しないよう部屋を乾燥させ，十分な清掃を行う．
- ダニ用の殺虫剤による室内の燻煙処置はある程度有効．（畳やじゅうたんの内部まで殺虫成分が届かないと効果は少ない）

### Dr.夏秋コメント

室内の塵を集めて多数のツメダニの存在を証明しないと診断の確定は困難です．

● 高温多湿の環境下で捕食対象となるコナダニ類が大発生するとツメダニ類も増加する．

▶刺す（吸血） クモガタ綱ダニ目オオサシダニ科

# イエダニ

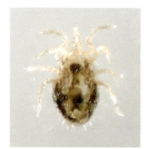

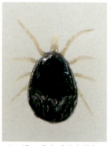

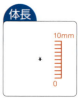

メス成虫：0.7mm

イエダニ成虫（吸血前）

イエダニ成虫（吸血後）腹部が赤黒く膨大している．

| 分布 | 生息地・巣 | 出現時期 |
|---|---|---|
| 日本全域 | 天井裏や床下のネズミの巣やその周辺 | 1 2 3 4 5 6 7 8 9 10 11 12<br>5～10月（6～9月に活発） |

### 生態・特徴

体長0.7～1.0mmと室内のダニの中では比較的大きく，肉眼でも確認できる．吸血前のイエダニは白色～淡褐色調だが，吸血した個体は赤黒く膨大する．主にドブネズミに寄生するが，ネズミの巣から室内に移動し，ヒトからも吸血する．寄主であるネズミが巣にいなくなると，床下や天井裏などのネズミの巣から出てきて室内で激しく人を襲う．

### その他の吸血性ダニ

■スズメサシダニ
体長約0.7mm．スズメやツバメなどの巣に生息し，人からも吸血する．

■トリサシダニ
体長約0.6mm．野鳥に寄生し，人からも吸血する．

● イエダニは通常は室内にいないので，燻煙式殺虫剤は効きにくい．

## 臨床像

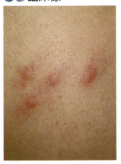
腹部に散在する紅色丘疹.

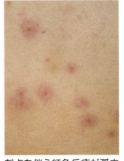
刺点を伴う紅色丘疹が孤立性に散在する.

## 好発部位

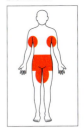
衣類に覆われた柔らかい部位(下腹部,腋周囲,腰部,大腿内側など)

### 臨床像の特徴
- 刺されて1~2日後に痒みを伴う紅斑や紅色丘疹(こうしょくきゅうしん)が出現する.
- 中央部に小さな刺点を認め,小水疱を伴うこともある.
- 個々の皮疹は孤立性で不規則に散在する.

### この虫の問題点
- イエダニは刺している現場を確認することが困難で,原因不明の虫刺症と診断されやすい.

### 対応・治療
- 軽症の場合は市販の止痒外用薬を塗布する.
- 痒みが強い場合は抗ヒスタミン薬の内服および強いランクのステロイド外用薬を塗布する.

### 予防・対策
- ネズミの生息が確認できた場合は巣を除去する必要がある.
- 寝室内にワンプッシュタイプのダニ用殺虫剤を噴霧する.
- 天井裏などのネズミの巣から寝室に侵入する経路に,殺虫剤を噴霧する.

### Dr.夏秋コメント

虫体を確認しない限り診断確定は困難ですが,ネズミのいそうな古い一戸建て住宅などには注意が必要です.

● 皮疹はイエダニの唾液腺物質に対するアレルギー反応で生じる.

## ▶寄生する　　クモガタ綱ダニ目ヒゼンダニ科
# ヒゼンダニ（疥癬虫）

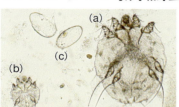

(a) メス成虫
(b) 幼虫
(c) 卵

**体長** 0.2〜0.4mm

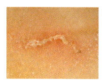

疥癬トンネル
（ダーモスコピー所見）

疥癬トンネルのイメージ図
ヒトの角質層を掘り進み，産卵する．

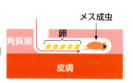

| 分布 | 生息地・巣 | 出現時期 |
|---|---|---|

日本全域

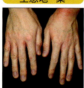

ヒトの皮膚

| 1 | 2 | 3 | 4 | 5 | 6 | 7 | 8 | 9 | 10 | 11 | 12 |

季節性なし（人体に寄生）

### 生態・特徴

ヒゼンダニは体長 0.2〜0.4mm の小さなダニで，ヒトの皮膚表面の角質層に寄生し，「疥癬」という痒い皮膚病をひきおこす．人肌から離れると1〜2日で死滅する．

### 疥癬について

ヒゼンダニの虫体，脱皮殻，糞に対するアレルギー反応により皮疹を生じる．肌の接触で感染するので，介護施設などで施設内感染が拡大することがある．臨床病型として，ヒゼンダニの寄生数が5〜数十匹の**通常疥癬**と，きわめて多数（100万匹以上）の寄生を生じる**角化型（痂皮型）疥癬**の2種類がある．

### 臨床像の特徴

**疥癬トンネル（図）**：ヒゼンダニが角層の隙間を産卵しながら掘り進んだ状態で，手首や手掌，手指に認められることが多い．長さは約5mmで，先端部の角層下には虫体が認められるので診断的意義が高い．

●以前は性行為による感染症として知られていたが，現在では介護行為による感染や家族内感染が主体となっている．

## ∞ 臨床像

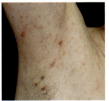

通常疥癬の皮疹（腋窩）． 角化型疥癬の皮疹（手掌）．

## ■好発部位

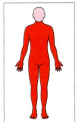

**通常疥癬**：
頭・首を除く全身
（とくに腋，手，陰部）
**角化型疥癬**：
頭を含む全身

**通常型疥癬**：腋周囲や腹部，四肢に紅色丘疹が多発し，夜間に増強する激しい痒みを伴う．男性の陰嚢部では赤褐色の丘疹や結節を認める．

**角化型疥癬**：高齢者や免疫の低下した人に生じる病型で，手掌や足底，臀部などに角質増殖を生じて，厚い鱗屑や痂皮を付着する．爪疥癬では爪の角質増殖を認める．全身の皮膚が赤くなり，紅皮症になる場合もある．痒みを訴えないこともある．

### この虫の問題点

・感染しても初期は無症状で，約1カ月が経過してから症状が出始める．
・痒みを伴う他の皮膚疾患との鑑別が困難なことが多く，治療や対策が遅れて感染が拡大しやすい．

### 対応・治療

・フェノトリンローションの外用，あるいはイベルメクチンの内服．
・フェノトリンは首から下の全身にまんべんなく塗布し，約12時間後に洗い流す．1週間後に同じ処置を行う．イベルメクチンは1回服用して1週間後にヒゼンダニの残存があれば，再度服用する．
・**角化型疥癬**：厚い角質や痂皮を取り除き，フェノトリン外用とイベルメクチン内服を必要に応じて複数回行う．鱗屑の中に多数のヒゼンダニがいるので，感染に注意する．

### 予防・対策

・**通常疥癬**：肌の直接的な接触や寝具の共用を避ける．
・**角化型疥癬**：感染力が強いので手袋着用，ガウンテクニックなどの感染防御．入院患者は個室管理．

### Dr.夏秋コメント

疥癬の診断や治療などに関する詳細は，日本皮膚科学会の疥癬診療ガイドラインをご覧ください．

● イベルメクチンとフェノトリンは作用が相反するので，併用する場合は半日以上の時間差で投与するのが望ましい．

## ●触れる（毒針毛） チョウ目ドクガ科

# チャドクガ

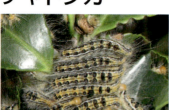

サザンカに群生するチャドクガ終齢幼虫

チャドクガ成虫（メス）
成虫にも毒針毛がある．

毒針毛の顕微鏡写真（長さ0.1mm）

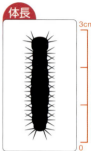

終齢幼虫：25mm

| 分布 | 生息地・巣 | 出現時期（幼虫） |
|---|---|---|

本州，四国，九州

市街地の公園や庭に植栽されたツバキ，サザンカ

出現時期（幼虫）
1 2 3 4 5 6 7 8 9 10 11 12

出現時期（成虫）
1 2 3 4 5 6 7 8 9 10 11 12

幼虫・成虫は1年に2回発生する

### 生態・特徴

　チャドクガは茶の害虫として有名で，幼虫はツバキ・サザンカ・チャノキなどツバキ科の植物の葉を食べる．幼虫は年2回，5〜6月と8〜9月に出現し，成虫は6〜7月頃と10月頃に出現する．毒針毛は幼虫では長さ0.1mmで30〜50万本が密生しており，皮膚に触れると容易に脱落する．症状は通常，庭仕事や公園の植え込みなどでの作業のあとに生じるが，毛虫に触れたことに気づかない症例が多い．

### その他のドクガ

■ドクガ
全国に分布し，幼虫は各種の葉を食べる．成虫は年1回，夏に出現する．

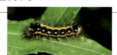

■モンシロドクガ
全国に分布し，幼虫は各種の葉を食べる．成虫は年2〜3回出現する．

● 毒針毛は容易に幼虫の体から抜け落ちて衣類や皮膚に付着し，しだいに刺入される．

## 臨床像

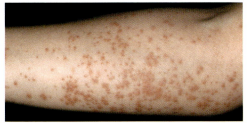

庭仕事の翌日から,前腕に痒みを伴う紅色丘疹が多発した例.

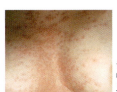

チャドクガの成虫が衣服の中に入った例.胸部に紅色丘疹が集簇する.

## ■好発部位

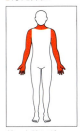

首,上肢など
皮疹分布は左右非対称で,集簇する部位と散在性にみられる部位がある.

### 臨床像の特徴

・激しい痒みを伴う紅色丘疹(こうしょくきゅうしん)が多発し,増数する.
・幼虫に触れた部位では皮疹が集簇し,周囲では散在性に分布する.

### この虫の問題点

・毛虫に触れた覚えがない場合,臨床症状から推定診断する必要がある.
・幼虫だけでなく,成虫にも毒針毛が付着する.

### 対応・治療

・皮疹部にはステロイド外用薬を塗布する.
・炎症が激しい場合はステロイド内服を短期間併用する.

### 予防・対策

・幼虫が発生しているツバキやサザンカに近づかない.
・毒針毛に触れたらただちに粘着テープで除去し,石けんで洗い流す.

1)毒針毛に触れた　2)テープの貼りはがし　3)石鹸を泡立てる　4)シャワーで流す

### Dr.夏秋コメント

ドクガ類による皮膚炎は毒針毛に含まれる物質に対するアレルギー反応によって皮疹が出現します.

● 診断にはツバキやサザンカとの接触機会を問診することが重要.

### ●触れる（毒針毛） チョウ目カレハガ科
# マツカレハ

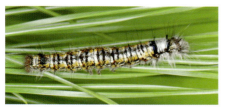

マツカレハ終齢幼虫

マツカレハ成虫
（毒針毛なし）

マツカレハ繭
（毒針毛あり）

マツカレハ毒針毛
（長さ1mm）

**体長**

終齢幼虫：75mm

| 分布 | 生息地・巣 | 出現時期（幼虫） |
|---|---|---|

北海道，本州，四国，九州

松林，民家の庭など

| 1 | 2 | 3 | 4 | 5 | 6 | 7 | 8 | 9 | 10 | 11 | 12 |
|---|---|---|---|---|---|---|---|---|---|---|---|

6～7月
（第2化※として9～10月に出現することがある）

※第2化：年に複数回発生する虫の第2回目のこと．

### 生態・特徴

　幼虫はクロマツ，アカマツなどのマツ類やヒマラヤスギなどの葉を食べる害虫で，幼虫には長さ0.5～1mmの毒針毛があり，頭部に近い胸部の黒い部分に群生している．繭の表面にも多数付着しているため，幼虫や繭に触れると皮膚炎をおこす．カレハガ類の中でもっとも被害が多い．成虫には毒針毛はない．

### その他のカレハガ類幼虫

**■タケカレハ**
北海道～九州に分布．幼虫はタケ類やササ類を食べる．終齢幼虫の体長は約60mm．

**■ヤマダカレハ**
本州・四国に分布．幼虫はクヌギ・コナラを食べる．終齢幼虫の体長は約90mm．

● 幼虫を刺激すると威嚇して毒針毛群生部を出すため，注意が必要．

## ●● 臨床像

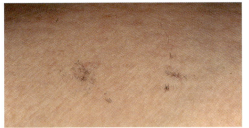

毒針毛が付着したところ.

## ■好発部位

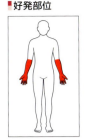

前腕, 手

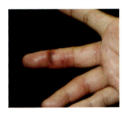

右手で繭をつかんで3日後. 紅斑, 水疱を認める.

繭の毒針毛に触れて48時間後. 浸潤性紅斑を認める.

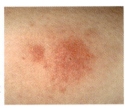

### 臨床像の特徴
・毒針毛が皮膚に触れて突き刺さると疼痛(とうつう)が出現する.
・その後, 痒みを伴う紅斑を生じるが, 症状の出方には個人差がある.

### この虫の問題点
・民家の庭や公園のマツで発生し, 終齢幼虫の出現する6〜7月がもっとも被害が多い.

### 対応・治療
・毒針毛が付着した直後であれば, 粘着テープなどで除去する (→ p.75).
・皮疹に対しては強いランクのステロイド外用薬を塗布する.
・炎症反応が強い場合は抗ヒスタミン薬, ステロイド内服薬を併用する.

### 予防・対策
・出現時期にマツやスギに近づく場合は幼虫に触らないように注意する.
・庭木を手入れする際には肌の露出を避け, ゴム手袋等を着用する.

### Dr.夏秋コメント

身近な環境でみられる有毒の毛虫です. マツの枝先にぶら下がった繭の表面にも毒針毛が付着するので注意しましょう.

● 沖縄にはイワサキカレハ, オキナワマツカレハが生息している.

⑦ガ（ケムシ）

▶触れる（毒棘） チョウ目イラガ科

# イラガ

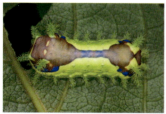
イラガ終齢幼虫

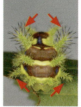
イラガ終齢幼虫の毒棘（→）

**体長**

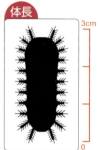

終齢幼虫：25mm

イラガ成虫（無害）

イラガ繭（無害）

| 分布 | 生息地・巣 | 出現時期（幼虫） |

北海道，本州，四国，九州　平地，山地　7〜10月

## 生態・特徴

全国に広く分布し，成虫は年1〜2回，6〜9月に出現．幼虫はイラムシと呼ばれ，7〜10月に出現．カキノキ，サクラ，ナシ，クリ，カエデなど種々の植物の葉を食べて，脱皮を繰り返し，繭になって冬を越す．幼虫の体から柱状に突出する肉質突起に鋭い毒棘があり，触れると激痛を生じる．繭・成虫は無害．

## その他のイラガ

■ヒメクロイラガ
幼虫の体長は約25mm，時に大発生してカキノキの葉を食い荒らすことがある．繭・成虫は無害．

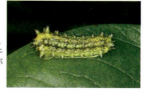

● 以前は庭木のカキノキの葉にみられることが多かったが，近年は減少している．

## 臨床像

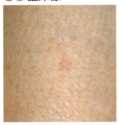
毒棘接触10分後.膨疹と淡い紅斑を認め,ピリピリとした疼痛を伴う.

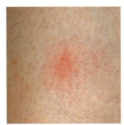
毒棘接触48時間後.紅斑が明瞭となる.

## 好発部位

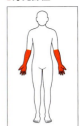
主に上肢

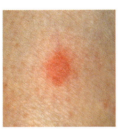
毒棘接触72時間後.浸潤を伴う紅斑となり,痒みも強い.

## 臨床像の特徴

- 幼虫の毒棘に触れると毒液が皮膚に注入され,電撃的な激痛を生じる.
- その後すぐに膨疹,紅斑が出現するが,1時間以内に消褪する.
- 翌日以降に痒みを伴う紅斑を生じることもある.

## この虫の問題点

- 幼虫が葉裏にいると気づかず刺されることがあるため,注意が必要.

## 対応・治療

- 毒棘に触れた直後の激しい疼痛に対しては保冷剤などで局所を冷却.通常は1時間以内に治まるので経過観察でよい.
- 翌日以降に出現する皮疹に対してはステロイド外用薬を塗布する.

## 予防・対策

- 幼虫が毎年発生する木には,あらかじめ殺虫剤を散布して駆除する.
- 幼虫が出現する時期には幼虫に触れないようにする.

## Dr.夏秋コメント

カキノキの害虫として有名で,痛い毛虫の代表です.幼虫に触れないように注意してください.

● イラガの幼虫はその痛みから「デンキムシ」と呼ばれることもある.

## 触れる（毒針毛・毒棘） チョウ目イラガ科
# ヒロヘリアオイラガ

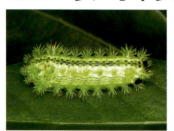

ヒロヘリアオイラガ終齢幼虫

（上）幼虫の頭部の毒棘．
（下）尾端部の毒針毛（→）．

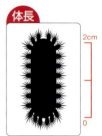

終齢幼虫：
20～25mm

ヒロヘリアオイラガ成虫（無害）

繭にも毒針毛がある．

毒針毛
（長さ0.7mm）

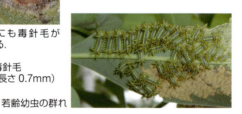

若齢幼虫の群れ

| 分布 | 生息地・巣 | 出現時期 |
|---|---|---|

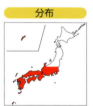

関東以南

市街地の公園・庭木など

| 1 | 2 | 3 | 4 | 5 | 6 | 7 | 8 | 9 | 10 | 11 | 12 |
|---|---|---|---|---|---|---|---|---|---|---|---|
| 繭 | | | | | 幼虫 | | | | | | 繭 |

6～10月（幼虫）・6月頃と8月頃の年2回（成虫）※地域差あり

### 生態・特徴

　ヒロヘリアオイラガは外来種のイラガの一種であり，西日本を中心に分布する．幼虫には毒棘があり，終齢幼虫になると尾端部に毒針毛も発生し，繭の表面も毒針毛を持つ．幼虫はカキノキやクスノキ，サクラ類，カエデ類など多種の植物の葉を食べる．市街地の公園や庭木で発生し，植木の手入れの際に手や腕が毒棘に触れて被害を受ける．繭に付着した毒針毛が触れても皮膚炎をおこす．成虫は無害．

● 近年ではカキノキに生息するイラガ類の多くがヒロヘリアオイラガである．

## 臨床像

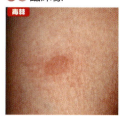
毒棘接触15分後．疼痛と膨疹を認める．

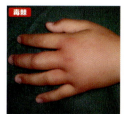
毒棘接触翌日．著明な腫脹を認める．

## 好発部位

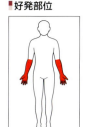
主に上肢

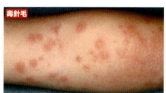
毒針毛接触翌日．紅色丘疹が多発する．

## 臨床像の特徴

- **毒棘**：触れると激痛が走るが，数時間以内に軽快する．
  翌日以降に痒みを伴う紅斑や腫脹(しゅちょう)を生じる．
- **毒針毛**：触れるとピリピリした軽い疼痛(とうつう)を感じる．
  翌日には痒みを伴う紅色丘疹(こうしょくきゅうしん)となり，1週間程度で治まる．

## この虫の問題点

- 葉裏にいる幼虫に気づかず，刺されることがある．
- 繭は樹幹や壁などに付着し，毒針毛に触れることがある．

## 対応・治療

- **毒棘による皮膚炎**：痛みに対しては保冷剤などで冷却する．
  痒みを伴う皮疹に対してはステロイド外用薬を塗布する．
- **毒針毛による皮膚炎**：付着した直後に粘着テープなどで除去する．
  痒みを伴う皮疹に対してはステロイド外用薬を塗布する．

## 予防・対策

- 幼虫が出現する時期には本種が発生する樹木の葉に食痕（葉を食べた痕）がないか確認し，幼虫に触れないように注意する．

## Dr.夏秋コメント

西日本では人家の庭や公園でよくみかけます．毒棘と毒針毛をもつやっかいな虫です．

● 繭に付着する毒針毛に触れることで生じるピリピリ感はとても不愉快．

### 触れる（毒棘） チョウ目マダラガ科
# タケノホソクロバ

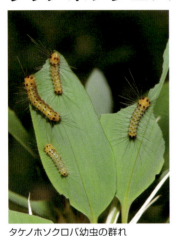

タケノホソクロバ幼虫の群れ

タケノホソクロバ幼虫頭部の毒棘［細長い毛の部分ではなく、黒い部分（→）］

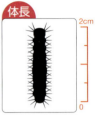

終齢幼虫：20mm

産卵中のタケノホソクロバ成虫（メス、無害）

| 分布 | 生息地・巣 | 出現時期（幼虫） |
|---|---|---|
| 日本全域 | タケ類・ササ類 | 5〜9月（6月・8月に多い） |

### 生態・特徴

　北海道から九州、沖縄に分布し、成虫は年2回、6〜9月の間に出現、卵で越冬する。幼虫はタケ類やササ類の葉を食べ、年によって発生のピークが異なるが、6月、8月頃が多い。終齢幼虫の体長は20mmで、葉の裏などに繭(まゆ)を作る。幼虫には毒液を貯留した毒棘があり、黒い部分に密生している。長い毛の部分には毒がない。成虫は無害である。

### その他の皮膚炎をおこすガ

■ヤネホソバ
全国に分布し、幼虫は苔などを食べ、毒棘をもつ。都市部ではビルの屋上の緑化などでも大発生することがある。成虫は毒がない。

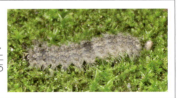

● 本種の毒棘による痛みはイラガ類より軽い。

## 臨床像

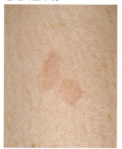
毒棘接触15分後.
膨疹と紅斑, ピリピリとした疼痛を伴う.

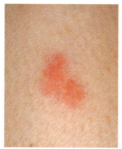
毒棘接触48時間後.
浸潤性紅斑となり, 痒みが強い.

## 好発部位

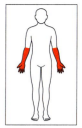
主に上肢

### 臨床像の特徴
・毒棘に触れるとただちに疼痛を感じ, 膨疹が出現するが, 1時間程度で治まる.
・翌日以降に痒みを伴う紅斑が現れる場合があるが, 徐々に軽快する.

### この虫の問題点
・市街地の公園や庭に植えられたタケ類・ササ類で多数の幼虫が発生し, 葉を食い荒らすことがある.

### 対応・治療
・毒棘による痛みは軽いので, 自然軽快を待つ.
・翌日以降に出現した皮疹に対してはステロイド外用薬を塗布する.

### 予防・対策
・幼虫が発生するタケ類・ササ類に注意する.
・幼虫発生の時期は竹林や笹やぶにむやみに入らない.

### Dr.夏秋コメント

山間部ではなく身近な市街地の住宅の庭や公園のタケ類・ササ類で発生するので注意が必要です.

● 毒棘に触れた翌日以降に生じる皮膚炎は毒成分に対する遅延型アレルギー反応と考えられる.

▶触れる（毒液）　　コウチュウ目ハネカクシ科
# アオバアリガタハネカクシ

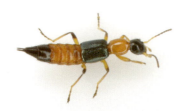

アオバアリガタハネカクシ

**体長**

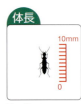

6〜7mm

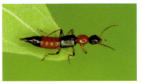

葉先に静止するアオバアリガタハネカクシ

| 分布 | 生息地・巣 | 出現時期 |
|---|---|---|

日本全域

田畑や山間部の池の周囲，河川周囲の草地

| 1 | 2 | 3 | 4 | 5 | 6 | 7 | 8 | 9 | 10 | 11 | 12 |
|---|---|---|---|---|---|---|---|---|---|---|---|

4月〜10月（6〜8月に多い）

### 生態・特徴

　アリに似た外観で田畑や山間部の池，河川周囲の草地に生息する．4月末から10月末まで活動するが，とくに6〜8月に多くみられる．青い鞘羽(さやばね)の下に飛ぶための羽があり，夜になると灯火に飛来する．攻撃性はないが，体液にペデリンを含んでおり，皮膚に止まった成虫を払いのける際に体液が付着すると，刺激性接触皮膚炎をおこす．体液の付着部に一致して線状を呈するので「線状皮膚炎(せんじょうひふえん)」と呼ばれる．

### その他のハネカクシ

■コアリガタハネカクシ
体長10mmでアオバアリガタハネカクシよりやや大きい．本州中部以北の山間部に生息．樹木やササ類の葉上で見かけ，体液にペデリンを含む．

● 田畑に農薬を使用することで個体数が激減し，近年は生息地が限られる．

## ∞ 臨床像

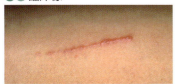

接触3日後の線状皮膚炎.

### ■好発部位

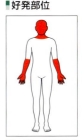

顔, 首, 上肢などの露出部

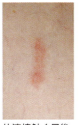
体液接触1日後. 浮腫性紅斑とヒリヒリ感.

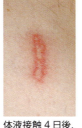
体液接触4日後. 膿疱形成して擦れると痛みあり.

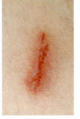
体液接触8日後. 膿疱が痂皮化.

### 臨床像の特徴

・体液が触れて半日程度で浮腫性紅斑(ふしゅせいこうはん)が出現し, しだいに紅斑が強くなる.
・2～3日後から膿疱(のうほう)を生じ, ヒリヒリとした灼熱感や疼痛を伴う.
・1～2週間で痂皮(かひ)を形成し, 2～4週間で色素沈着を残して治癒する.

### この虫の問題点

・体液が目に入ると, 結膜炎や角膜炎をおこし, 最悪の場合失明に至る.
・線状皮膚炎の後の色素沈着は1年後まで残存することがある.

### 対応・治療

・患部をよく洗浄し, ワセリンで保護する.
・治療はステロイド外用薬の塗布だが, 効果はあまり期待できない.
・びらんになったら, 化膿しないための抗菌外用薬を塗布する.

### 予防・対策

・皮膚に止まった成虫を素手で触るのは避け, 息で吹き飛ばすか, ハンカチ等でそっと払いのけるようにする.
・室内では夜間, 部屋に網戸を付け, 野外では肌の露出を避ける.

### Dr.夏秋コメント

夜間, 灯火に飛来した個体が皮膚に止まった時に, 思わず手で払いのけることで被害を受けます.

● 叩き潰した場合はその部位だけ体液が付着するため, 皮疹が線状を呈さないこともある.

⑧ ハネカクシ・カミキリモドキ・ハンミョウ

▶触れる（毒液）　コウチュウ目カミキリモドキ科

# アオカミキリモドキ

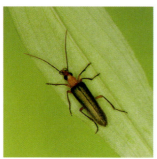

アオカミキリモドキ

飛翔姿勢をとるアオカミキリモドキ

**体長**
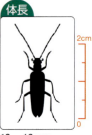
10～16mm

アオカミキリ（左）とアオカミキリモドキ（右）
参考

| 分布 | 生息地・巣 | 出現時期 |
|---|---|---|

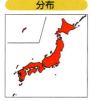
日本全域

平地～山地，とくに雑木林に多い

| 1 | 2 | 3 | 4 | 5 | 6 | 7 | 8 | 9 | 10 | 11 | 12 |

5～9月

### 生態・特徴

　体長10～16mmの緑色の羽をもつ甲虫で，おもに雑木林に生息し，5～9月に出現する．昼間は木の葉の裏で休んでおり，花粉を主食にするが，夜になると灯火に飛んでくる．つかむと有毒成分カンタリジンを含む体液を分泌し，皮膚に付着すると水疱性皮膚炎をおこす．

### その他のカミキリモドキ

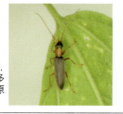

■ハイイロカミキリモドキ
体長7～12mm，本州～九州，奄美諸島に生息．海岸付近に多い．亜種は琉球諸島，小笠原諸島にも生息する．

86　● アオカミキリモドキはアオカミキリよりかなり小さく，形態的にも似ていない．

## ●● 臨床像

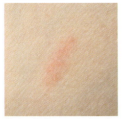
体液に接触して12時間後. 淡い紅斑を認める.

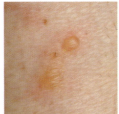
体液に接触して24時間後. 水疱形成. ヒリヒリと痛い.

## ■ 好発部位

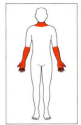
首, 上肢などの露出部

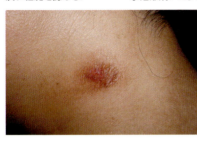
体液に接触して1週間後. 水疱が治癒傾向にある.

## 臨床像の特徴

- 体液に触れると3〜12時間で, 淡い紅斑とヒリヒリした軽い痛みが出現する.
- 24時間後には水疱が出現し, 水疱が破れるとびらんを形成する.
- 数日で痂皮を形成して, 2週間程度で治癒する.

## この虫の問題点

- 夜間に灯火に向かって飛来する際の被害が多い.
- 甲虫なのに体が柔らかく潰れやすいため, 容易に体液が付着する.

## 対応・治療

- 初期の紅斑, 水疱の時期はステロイド外用薬を塗布する.
- 水疱が破れてびらんを形成した場合には抗菌外用薬を用いる.

## 予防・対策

- つかむと脚の関節部から毒を含んだ黄色い体液を出すため, 不用意に手で叩いたり振り払ったりしないようにする.

## Dr.夏秋コメント

カミキリモドキ類は体内にカンタリジンを含む種が多く, 灯火に飛来するときの被害が多いという共通点があります.

● 体液が皮膚につくとやけどのような水疱性皮膚炎をおこすため, ヤケドムシとも呼ばれる.

⑧ ハネカクシ・カミキリモドキ・ハンミョウ

● 触れる（毒液）　コウチュウ目ツチハンミョウ科

# ヒメツチハンミョウ

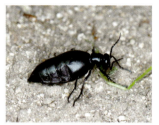

ヒメツチハンミョウ

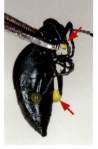

ヒメツチハンミョウの
黄色い体液（→）

体長

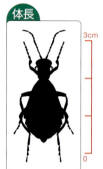

3cm

0

7〜23mm

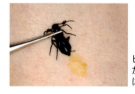

ヒメツチハンミョウの体液
が皮膚に付着．触れた瞬間
は自覚症状がない．

| 分布 | 生息地・巣 | 出現時期 |
|---|---|---|

1 2 3 4 5 6 7 8 9 10 11 12

春〜初夏

本州，四国，九州　　畑の周囲，雑木林

### 生態・特徴

　畑の周囲や雑木林などに生息しており，幼虫はハナバチ類の巣に寄生する．土中で成虫になり越冬し，翌年の春〜初夏に地上に出現する．飛ぶための羽を持たず，春にあぜ道や山道をのそのそと歩く姿がみられる．つかむと有毒成分のカンタリジンを含む体液を分泌し，皮膚に付着すると水疱性皮膚炎をおこす．

### その他の有毒甲虫

■マメハンミョウ
体長 12〜18mm，
本州，四国，九州の
草地に生息．近年個
体数が激減している．

■ヒラズゲンセイ
体長 18〜30mmで，
近畿，四国，九州など
に生息．つかむと皮膚
炎をおこすことがある．

● 春〜初夏だけでなく，秋に出現することもある．

## ●● 臨床像

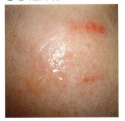

体液付着2日後.
水疱, びらんを認める.

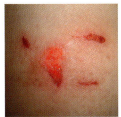

体液付着5日後.
びらんが広がり, 一部は痂皮となる. 痛みを伴う.

## ■ 好発部位

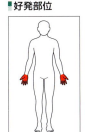

主に手

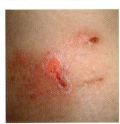

体液付着8日後.
びらんは治癒傾向にある.

## 臨床像の特徴

・体液に触れると半日程度で淡い紅斑が出現し, 1～2日で水疱を形成する.
・2～5日でびらん・痂皮を形成し, 軽い疼痛を伴う.
・2週間程度で上皮化して治癒する.

## この虫の問題点

・危険を察知すると死んだふりをして体液を分泌する.
・触れると皮膚炎をおこす.

## 対応・治療

・初期の紅斑, 水疱の時期はステロイド外用薬を塗布する.
・水疱が破れてびらんを形成した場合には抗菌外用薬を塗布する.

## 予防・対策

・つかむと足の関節部から毒を含んだ黄色い体液を出すため, 不用意に触れないようにする.

## Dr.夏秋コメント

「アリのおやじ」とも呼ばれる愛嬌のある外観ですが, 不用意につかむと皮膚炎をおこしますので注意してください.

● カンタリジンの含有量には個体差があり, 体液に触れても皮膚炎を生じない場合がある.

## ▶刺す（攻撃） カメムシ目サシガメ科
# ヨコヅナサシガメ

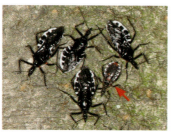

ヨコヅナサシガメ成虫と幼虫（→）

ヨコヅナサシガメ成虫の口吻(こうふん)（→）

**体長**

16〜24mm（成虫）

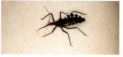

口吻で皮膚を刺すヨコヅナサシガメ

脱皮直後のヨコヅナサシガメ

| 分布 | 生息地・巣 | 出現時期 |
|---|---|---|

1 2 3 4 5 6 7 8 9 10 11 12

4〜10月（繁殖時期：5〜6月）

本州（関東以南），四国，九州

人里周辺のサクラ，エノキ，ケヤキなどの公園木，街路樹

### 生態・特徴

　外来種の大型のカメムシで，人里周辺のサクラ，エノキ，ケヤキなどの公園木や街路樹の樹幹部でみられることが多い．ストロー状の鋭い口吻(こうふん)（口針）を突き刺して昆虫類やクモ類などの体液を吸う．攻撃性はないが，ヒトが不用意につかむと刺されることがある．幼虫はサクラの木などに群生しているが，これもつかむと刺されることがある．カメムシの仲間なので，不快な臭いを発する．

### その他のサシガメ

■**オオトビサシガメ**
体長 20〜27mm の日本最大級のサシガメで，山地の樹上でよくみられる．

●1990 年代には関東にも侵入しており，生息地域が北上している．

## 臨床像

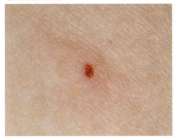

刺された直後. 小さな膨疹と中央に紫斑を認める.

## 好発部位

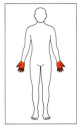

主に手

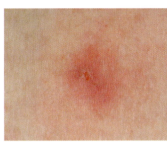

刺されて48時間後. 強い痒みを伴う紅斑を認める.

### 臨床像の特徴

- 刺された直後に激痛があり,紅斑,膨疹(ぼうしん)が出現するが1〜2時間で消褪(しょうたい)する.
- 1〜2日後に痒みを伴う紅斑が現れる場合もあるが,1〜2週間で軽快する.

### この虫の問題点

- 不用意につかむと刺されて激痛を生じる.

### 対応・治療

- 軽症であれば経過観察.
- 炎症が強い場合はステロイド外用薬を塗布する.

### 予防・対策

- 生息地では木の幹に多くの幼虫や成虫がみられるので,樹木にもたれかかったり,不用意に虫をつかまないように注意する.

### Dr.夏秋コメント

市街地の公園でもよくみかける,刺すカメムシの代表です.触れないように注意してください.

● 中南米のサシガメの中には感染症を媒介するものがいるが,国内では確認されていない.

▶触れる（毒液）　　　　　カメムシ目カメムシ科

# クサギカメムシ

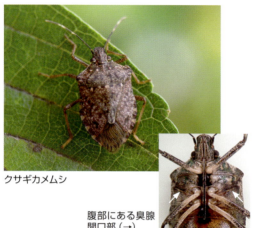

クサギカメムシ

腹部にある臭腺
開口部（→）

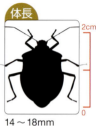

14〜18mm
（成虫）

| 分布 | 生息地・巣 | 出現時期 |
|---|---|---|

日本全域

草木や果実が茂って
いる林，山間部など

| 1 | 2 | 3 | 4 | 5 | 6 | 7 | 8 | 9 | 10 | 11 | 12 |
|---|---|---|---|---|---|---|---|---|---|---|---|

春〜秋（晩秋に多い）

### 生態・特徴

　年に1回，暖地では年2回の発生で，果実やマメ類などから吸汁するため，農作物の害虫とされる．晩秋になると成虫が越冬のため家屋内に侵入する習性がある．とくに山間部の宿泊施設や民家などでは室内に多数侵入し，しばしば問題となる．カメムシ類には腹部に臭腺があり，悪臭物質であるアルデヒド類が分泌される．クサギカメムシは触れると不快な臭いを発する代表的なカメムシである．

### その他の室内に侵入するカメムシ

■**ツヤアオカメムシ**
体長14〜17mm
で本州以南に分布
する．

■**スコットカメムシ**
体長9〜11mmで
本州以北の山地に生
息する．屋内に侵入
して集団で越冬する．

● 近年，西日本ではツヤアオカメムシが大発生し，果樹被害や室内侵入が問題となっている．

92

## 臨床像

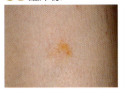
体液接触直後.
黄褐色の色素沈着を認める.

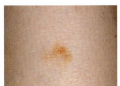
接触5日後.
色素沈着が残っている.

## 好発部位

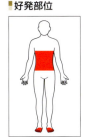
足底, 体幹など

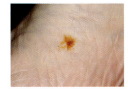
足底に6時間接触して生じた色素沈着(7日後).
足底の悪性黒色腫と間違えやすい. この褐色斑は14日後に消褪した.

### 臨床像の特徴

・カメムシが衣類や寝具に紛れ込んでいることに気づかずに接触した場合や踏んだ場合に, その分泌物が直接皮膚に接触して軽い皮膚炎や色素沈着を生じる(カメムシ皮膚炎).
・色素沈着は1〜2週間で消褪するが, 長時間の接触があった場合にはやや強い炎症反応がみられることもある.

### この虫の問題点

・足底に長時間接触した場合, 濃い褐色調の色素斑となり, 色素性母斑や悪性黒色腫などと鑑別が必要になる.
・皮丘・皮溝ともに着色されるため, ダーモスコピーで足底の悪性黒色腫と間違えることがある.

### 対応・治療

・軽症であれば経過観察.
・びらんや潰瘍を生じた場合は抗菌外用薬を塗布する.

### 予防・対策

・越冬で室内に入るのを防ぐため, 窓の隙間をなくし, 換気口をネットで覆う.
・窓の周囲にはカメムシ用の殺虫剤を噴霧する.

### Dr.夏秋コメント

室内でみつけたら不用意に触らず、そっとプリンカップなどに入れて屋外に放してやりましょう.

● カメムシのニオイ物質としてヘキサナールがあるが, 決して「屁臭なーる」が語源ではない.

# ⑩人に害を及ぼさない虫

　本書では刺咬，吸血，接触などにより人に被害を与える虫をとりあげているが，身近な環境には見た目に反して害を及ぼさない虫も多い．この項では，「一見被害を与えそうだが，実は無害な虫，あるいはめったに人に危害を加えない虫」の一部を紹介する．

## 家屋内の虫

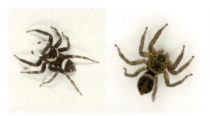

ハエトリグモ（アダンソンハエトリ）
（左・オス，右・メス）

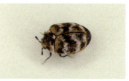

ヒメマルカツオブシムシ（成虫）
幼虫は p.32 参照．

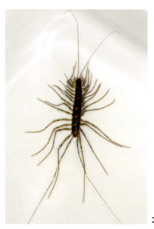

オオゲジ

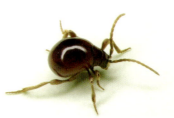

ニセセマルヒョウホンムシ

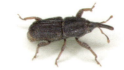

コクゾウ

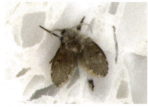

オオチョウバエ

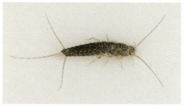

ヤマトシミ

94

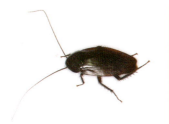
クロゴキブリ

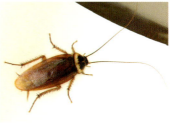
ワモンゴキブリ

※その他，ジンサンシバンムシ（→ p.32），アシダカグモ，ジョロウグモ（→ p.40）も別項にて掲載している．

## 屋外の虫

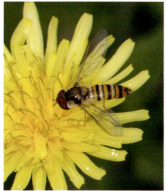
ホソヒラタアブ

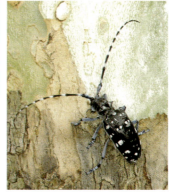
ゴマダラカミキリ

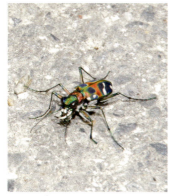
ハンミョウ

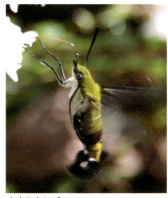
オオスカシバ

95

## ケムシ・イモムシ

　本書では人に被害を与える有毒のケムシを紹介したが，これはケムシの中ではごく一部で，ほとんどのケムシは人に被害を与えない．またイモムシもその外見から毒がありそうなものもあるが，ほぼ無害である．

**ケムシ**

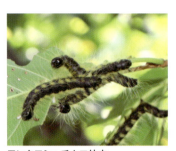

モンクロシャチホコ幼虫

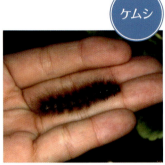

セスジヒトリ幼虫
手に乗せられるくらい安全．

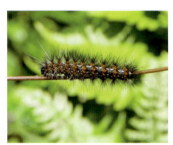

クワゴマダラヒトリ幼虫

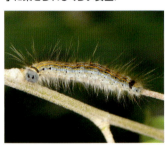

オビカレハ幼虫

**イモムシ**

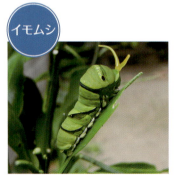

アゲハ幼虫
臭角を出す終齢幼虫．

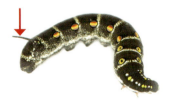

セスジスズメ幼虫
尾端部の突起（→）に毒はない．

# 付録・索引

## 付録①
# 虫による皮膚炎と間違えやすい皮膚疾患

### 1 蕁麻疹 じんましん

- 何らかの原因により突然激しい痒みを伴う膨疹・紅斑が出現．個々の皮疹は24時間以内に消えるが，しばしば出たり消えたりを繰り返す．
- 原因にはアレルギー性・非アレルギー性があるが，多くは原因不明．

**間違えやすい虫による皮膚炎**

- ケムシの毒針毛による皮膚炎

ケムシ

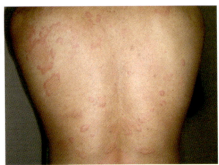
蕁麻疹（10歳代後半，男性）

### 2 自家感作性皮膚炎 じかかんさせいひふえん

- 悪化した貨幣状湿疹や接触皮膚炎などの病巣がもとになってアレルギー反応をおこし，全身に激しい痒みを伴う紅色丘疹が多発する．
- 治療には病巣の改善が必須．

**間違えやすい虫による皮膚炎**

- ケムシの毒針毛による皮膚炎

ケムシ

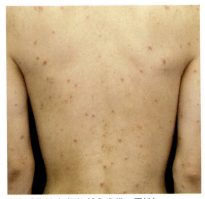
自家感作性皮膚炎（20歳代，男性）
上図の原発病巣となった貨幣状湿疹

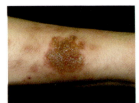

● 自家感作性皮膚炎は，悪化した病巣から細菌やアレルギー物質が侵入して，血液で全身に運ばれることで発症するといわれる．

## 3 中毒疹・薬疹 ちゅうどくしん・やくしん

- 細菌・ウイルスや中毒性物質などにより生じた皮膚・粘膜の発疹を中毒疹とよぶ．薬剤性の場合，薬疹とよぶ．
- 皮膚症状が激しい場合は生命の危険を来す重症薬疹に進展する可能性があるので，早期に診断してしっかり治療を行う必要がある．

### 間違えやすい虫による皮膚炎

- ケムシの毒針毛による皮膚炎

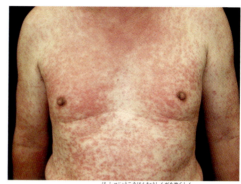

カルバマゼピンによる播種状紅斑丘疹型薬疹（70歳代，男性）

## 4 伝染性膿痂疹 でんせんせいのうかしん

- かきこわした傷からバイ菌（黄色ブドウ球菌や溶血性連鎖球菌など）が侵入することで生じる感染症．俗称は「とびひ」．
- 小児に多く，水疱が多発・融合してびらんとなったり，膿疱を生じて黄色痂皮を付着したりする．治療は抗菌薬の外用，内服．

### 間違えやすい虫による皮膚炎

- ネコノミ刺症
- カミキリモドキによる水疱性皮膚炎
- ツチハンミョウによる水疱性皮膚炎

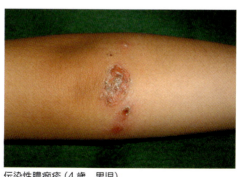

伝染性膿痂疹（4歳，男児）

- 黄色ブドウ球菌によるものを水疱性膿痂疹，溶血性連鎖球菌によるものを痂皮性膿痂疹という．

99

### 5 蜂窩織炎 ほうかしきえん

- 傷からバイ菌（黄色ブドウ球菌や溶血性連鎖球菌など）が侵入して生じる皮下組織の化膿性炎症．広い範囲に熱感をもった発赤・腫脹をおこす．蜂巣炎ともいう．
- 重症化するおそれがあるため，放置は禁物．治療は抗菌薬の全身投与．

**間違えやすい虫による皮膚炎**

- ハチ刺症
- ムカデ咬症
- ブユ刺症
- ケムシの毒棘による皮膚炎

ハチ

ムカデ

ブユ

ケムシ

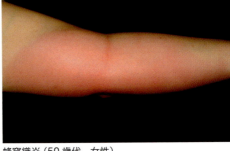
蜂窩織炎（50歳代，女性）

### 6 皮膚カンジダ症

- カンジダ菌（*Candida albicans*）による皮膚真菌症．鱗屑を伴う紅色丘疹が多発．
- 腋窩や外陰部など擦れる部位に好発（間擦疹）．治療は抗真菌薬外用．

**間違えやすい虫による皮膚炎**

- ケムシの毒針毛による皮膚炎

ケムシ

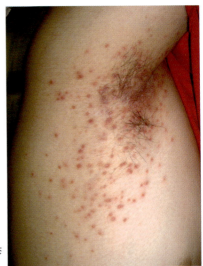
カンジダ性間擦疹（30歳代，男性）

● カンジダ菌は湿度の高い場所を好むので，間擦部や陰部，口腔内に生じやすい．

## 7 水痘・帯状疱疹 すいとう・たいじょうほうしん

## A．水痘

- 水痘・帯状疱疹ウイルスに初めて感染すると水痘（みずぼうそう）となる．
- 紅暈(こううん)（赤いふちどり）を伴う小水疱が出現，次第に増数する．

**間違えやすい虫による皮膚炎**

- ケムシの毒針毛による皮膚炎

ケムシ

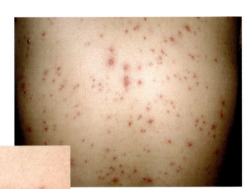
水痘（30歳代，男性）

上図の皮疹の拡大．紅暈を伴う水疱.

## B．帯状疱疹

- 一度水痘にかかったのち，水痘・帯状疱疹ウイルスが神経節の中に潜伏し，あるとき突然再活性化して，片側の神経の分布に沿った激しい痛みとともに帯状に水疱が出現する．
- 疲労や加齢による免疫の低下などが再活性化の原因といわれる．

**間違えやすい虫による皮膚炎**

- ケムシの毒針毛による皮膚炎
- ネコノミ刺症

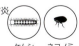
ケムシ　ネコノミ

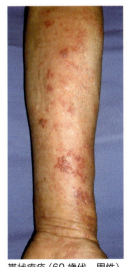
帯状疱疹（60歳代，男性）

● 帯状疱疹は，皮疹が出現する前に神経痛のような痛みから始まることが多い．

## 付録②
# 用語解説

ここでは，医療従事者ではない読者を念頭に置いて，本書で用いている医学専門用語や皮膚科特有の用語を中心に，わかりやすく解説します．（五十音順）

- **4類感染症**　よんるいかんせんしょう
行政用語．診断した担当医がただちに最寄りの保健所に届け出る必要がある全数報告対象の感染症．
- **IgA血管炎**　あいじーえーけっかんえん
病名．アレルギー反応により，下腿に紫斑が多発する病気で小児に多い．しばしば腎炎を伴う．
- **悪性黒色腫**　あくせいこくしょくしゅ
病名．皮膚がんの一種で皮膚に黒いホクロのようなできものを生じる．
- **アナフィラキシー**　あなふぃらきしー
→ p.15 参照．
- **アレルギー反応**　あれるぎーはんのう
→ p.13 参照．
- **腋窩**　えきか
わきの下．
- **嘔気**　おうき
吐きたくなること．はきけ．
- **悪心**　おしん
はきけの前のむかむかした感じ．
- **褐色斑**　かっしょくはん
皮膚に生じた褐色の斑点．
- **化膿**　かのう
皮膚に菌が侵入して膿むこと．
- **痂皮**　かひ
かさぶた．
- **感作**　かんさ
体にとっての異物（抗原・アレルゲン）を認識して，アレルギー反応をおこす準備ができること．
- **強直**　きょうちょく
筋肉がこわばること．
- **経過観察**　けいかかんさつ
時間とともに異常や変化がないか様子をみて確かめること．
- **交差反応性**　こうさはんのうせい
アレルゲンの形や性質が似ていると認識すること．
- **紅色丘疹**　こうしょくきゅうしん
丘疹とは10mm以下の皮膚の盛り上がり（ぶつぶつ）のことで，赤い丘疹を紅色丘疹という．

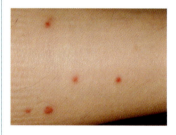

- **紅斑**　こうはん
皮膚の血管が開くことで皮膚が赤くみえる領域のことで，炎症によって生じることが多い．

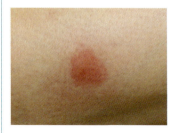

- **剤型**　ざいけい
剤形とも書く．錠剤やカプセル，顆粒，軟膏など，目的に合わせて作られた

薬の形.
- **色素性母斑** しきそせいぼはん
病名．皮膚の黒色～褐色のできものの一種で，俗にいう「ほくろ」のこと．
- **色素沈着** しきそちんちゃく
炎症が治まった後に皮膚に残った褐色調の斑点．
- **刺激性接触皮膚炎**
 しげきせいせっしょくひふえん

皮膚の細胞を直接，傷害する性質のある物質が触れることで生じる皮膚炎．
- **紫斑** しはん
皮膚の血管が壊れて赤血球が血管の周囲に漏れることで生じる赤紫の斑点．

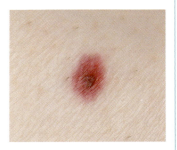

- **集簇** しゅうぞく
皮膚の一定の領域に皮疹が集中している状態．
- **腫脹** しゅちょう
皮膚が腫れること．炎症がおこることで赤みを伴うので「発赤・腫脹」と表現することが多い．

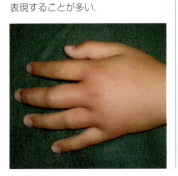

- **消褪** しょうたい
皮膚に現れた赤み（紅斑）が褪せて消えていくこと．
- **浸潤性紅斑** しんじゅんせいこうはん
触れると硬いしこりを伴う赤み（紅斑）．

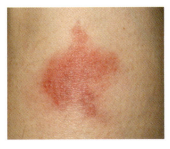

- **水疱** すいほう
中に透明な液体が入っている皮疹（みずぶくれ）．

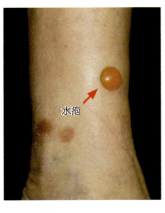

水疱

- **水疱性皮膚炎** すいほうせいひふえん
病名．→ p.87 参照．アオカミキリモドキなどの体液に触れて水疱を生じる皮膚炎．
- **水疱性類天疱瘡**
 すいほうせいるいてんぽうそう

病名．自分の皮膚に対するアレルギー反応によって全身に水疱が多発する皮膚病．高齢者に多い．

**103**

- **鑷子** せっし
医療用のピンセット．ここでは医療用以外のピンセットと区別して鑷子とした．
- **線状皮膚炎** せんじょうひふえん
病名．→ p.85 参照．アオバアリガタハネカクシなどの体液に触れた部位に線状に生じる皮膚炎．
- **掻破** そうは
かきこわすこと．
- **即時型アレルギー反応** そくじがたあれるぎーはんのう
→ p.13 参照．
- **ダーモスコピー** だーもすこぴー
皮膚の状態を拡大して観察するための，LEDライトが付いた医療用のルーペ．
- **遅延型アレルギー反応** ちえんがたあれるぎーはんのう
→ p.13 参照．
- **伝染性膿痂疹** でんせんせいのうかしん
病名．→ p.99 参照．
- **透過性亢進** とうかせいこうしん
血管の隙間が開くことで，血管内の水分が血管周囲に漏れやすくなる状態．
- **動悸** どうき
心臓の拍動をドキドキと強く感じること．
- **疼痛** とうつう
いたみ．
- **特異的 IgE 抗体** とくいてきあいじーいーこうたい
特定のアレルゲンに対して免疫細胞が作った抗体（ミサイル）の一種．
- **毒棘** どくきょく
内部に毒液を含んだトゲで，皮膚に触れると中の毒液が注入される．
- **二次感染** にじかんせん
もともとあった皮膚病の部位のキズからバイ菌が侵入して感染を引き起こすこと．

- **膿疱** のうほう
皮膚に生じたみずぶくれ（水疱）の中が黄白色に濁った状態．

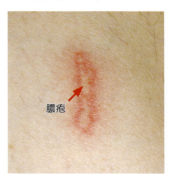

膿疱

- **肥満細胞** ひまんさいぼう
組織内に存在し，アレルギー反応に関与する免疫細胞．別名マスト細胞．肥満とは関係ない．
- **びらん** びらん
皮膚の表面が薄く剥がれてただれた状態．

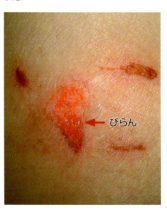

びらん

- **不穏状態** ふおんじょうたい
落ち着きがなく異常に興奮している状態．
- **浮腫性紅斑** ふしゅせいこうはん
皮膚の腫れ（浮腫）を伴った赤み（紅斑）のこと．

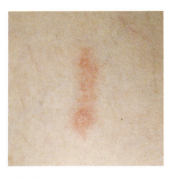

- **蜂窩織炎** ほうかしきえん
病名. → p.100 参照.
- **膨疹** ぼうしん
皮膚の一定の領域に腫れ（浮腫）を生じてわずかに盛り上がった状態. ミミズ腫れ.

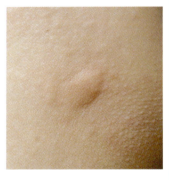

- **発赤** ほっせき
皮膚が赤くなること.

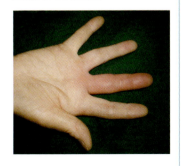

- **ボレリア** ぼれりあ
らせん状の形をしたスピロヘータ科の病原体の一種.
- **慢性痒疹** まんせいようしん
病名. → p.51 参照. 痒みの強いブツブツが長い期間, 治らずに続く皮膚病.
- **無菌性膿疱** むきんせいのうほう
黄白色に濁った水疱（膿疱）の中にバイ菌がいない状態.
- **遊走性紅斑** ゆうそうせいこうはん
少しずつ周囲に広がっていく丸い赤み（環状紅斑）で, ライム病でみられる皮膚症状.

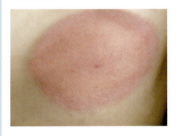

- **リケッチア** りけっちあ
細菌より小さく, 細胞内で増殖する性質の病原体の一種.
- **鱗屑** りんせつ
皮膚表面の角質がはがれた状態. フケのように, 鱗屑が剥がれて落ちることを落屑という.

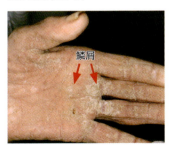

105

# 索引

※**太字**は見出し，あるいは図・写真のタイトル

## 数字・記号・英字

4 類感染症 ················ 17, 65, 67
α - ラトロトキシン ··········· 10, 43
IgA 血管炎 ······················ 57
SFTS（severe fever with thrombo-
　cytopenia syndrome，重症熱性
　血小板減少症候群）········· **17**, 63
TARI（tick-associated rash illness）
　····························· **63**

## あ

アオカミキリ ····················· **86**
アオカミキリモドキ ··············· **86**
アオズムカデ ····················· **38**
アオバアリガタハネカクシ········ **84**
アカイエカ ······················· **44**
アカウシアブ ····················· **48**
アカカミアリ ····················· **36**
アカツツガムシ ··················· **66**
アカマツ ························· 76
悪性黒色腫 ······················· 93
アゲハ ··························· **96**
アシダカグモ ··············· **40**, 95
アシマダラブユ ··················· **50**
アタマジラミ ····················· **58**
アダンソンハエトリ（ハエトリグモ）
　····························· **94**
アドレナリン ····················· 15
アナフィラキシー ············· 13, **15**
アナフィラキシーショックの対応
　····························· **15**
アナフィラキシー反応の重症度··· **15**
アブ····························· 20

アフリカ睡眠病 ··················· 17
アリのおやじ ····················· 89
アルカロイド毒 ··············· 10, 37
アルデヒド類 ····················· 92
アレスリン ······················· 18
アレルギー ······················· **13**
アレルギー性炎症反応········ 11, 12

## い

イエダニ ················· 19, 20, **70**
イカリジン ······················· 20
イヌノミ ························· 57
イベルメクチン ··················· 73
イボ ····························· 62
イモムシ ························· **96**
イヨシロオビアブ ················· **48**
イラガ··························· **78**
イラムシ ························· 78
イワサキカレハ ··················· 77
イワツバメ ······················· 54

## う

植木鉢 ··························· 42
うそ寝作戦 ······················· 55

## え

エアコン室外機 ··················· 42
エアゾール剤 ····················· 18
エゾアカヤマアリ ················· **34**
エノキ··························· 90
エピペン® ··················· **15**, 29

## お

嘔気 ························· 41, 43
嘔吐 ····························· 17
オオクロヤブカ ··················· 46

オオゲジ………………………… **94**
オオスカシバ……………………… **95**
オオスズメバチ…………………… **22**
オオチョウバエ…………………… **94**
オオトビサシガメ………………… **90**
オオハリアリ……………………… **34**
オオムカデ………………………… **38**
オキサジアゾール系……………… 18
オキナワアギトアリ……………… **34**
オキナワマツカレハ……………… 77
屋内塵性ダニ類…………………… 19
悪心………………………………… 41
オピオイド鎮痛薬……… 14, 41, 43
オビカレハ………………………… **96**
オロロ……………………………… 49

——————— **か** ———————

カ…………………………………… 20
カーバメート系…………………… 18
カーペット………………………… 68
介護施設…………………………… 72
疥癬虫（ヒゼンダニ）…………… **72**
疥癬トンネル……………………… **72**
ガウンテクニック………………… 73
かえし……………………………… 28
カエデ…………………………… 78, 80
カキノキ………………………… 78, 80
角化型疥癬………………………… **73**
角膜炎……………………………… 85
牙痕………………………………… 39
カ刺症の皮膚反応………………… 45
家庭用殺虫剤……………………… **18**
カニシラミ………………………… 60
加熱蒸散式………………………… 19
カバキコマチグモ………………… **40**
過敏反応…………………………… 13
貨幣状湿疹………………………… 98

カメムシ皮膚炎…………………… 93
カワムラアシマダラブユ………… 50
換気口……………………………… 93
感作………………………………… 13
カンジダ性間擦疹………………… 100
カンタリジン…………… 12, 86, 88

——————— **き** ———————

キアシアリガタバチ……………… **32**
キアシナガバチ…………………… **26**
キイロスズメバチ………………… **24**
キタオオブユ……………………… **50**
忌避剤……………………………… **20**
キボシアシナガバチ……………… **26**
キムネクマバチ…………………… 31
キャンプ…………………………… 52

——————— **く** ———————

朽木………………………………… 36
空間噴射式………………………… 18
空間用虫除け……………………… 19
クサギカメムシ…………………… **92**
クスノキ…………………………… 80
クマバチ…………………………… **30**
クマンバチ………………………… 30
クラスター………………………… 67
クリ………………………………… 78
グレーチング……………………… 42
クロゴキブリ……………………… **95**
クロゴケグモ……………………… 42
クロスズメバチ…………………… **22**
クロマツ…………………………… 76
クロマルハナバチ………………… **28**
クワゴマダラヒトリ……………… **96**
燻煙剤……………………………… 19
燻蒸剤……………………………… 19

——————— **け** ———————

携帯用電池式蚊取り………… 47, 53

ケジラミ……………………………… **60**

下水溝………………………………… 44

血圧上昇……………………………… 10

血小板減少…………………………… 17

結膜炎………………………………… 85

ケムシ………………………………… **96**

ケヤキ………………………………… 90

下痢…………………………………… 17

## こ

コアリガタハネカクシ……………… **84**

抗菌薬………………………………… **16**

抗原特異的 IgE 抗体 ……………… 13

虹彩炎………………………………… 65

交差反応……………………………… 32

抗ヒスタミン薬……………………… **16**

コガタスズメバチ…………………… **24**

コカミアリ…………………………… 36

コクゾウ……………………………… **94**

苔……………………………………… 82

コデイン…………………… 14, 41, 43

コナダニ……………………………… 68

ゴマダラカミキリ…………………… **95**

コロモジラミ………………………… **58**

コンクリートの割れ目……………… 36

コンテナヤード……………………… 36

## さ

サキシマアシマダラブユ…………… 50

サクラ……………………… 78, 80, 90

ササ…………………………… 82, 84

サザンカ……………………………… 74

サシガメ……………………………… 17

刺し口………………………… 17, 67

サシチョウバエ……………………… 17

サシバエ……………………………… 20

## し

ジアゼパム………………… 14, 43

ジエチルトルアミド………………… 20

自家感作性皮膚炎…………………… **98**

色素性母斑…………………………… 93

刺激性接触皮膚炎…………………… 84

シダクロスズメバチ………………… **22**

シナノヌカカ………………………… **52**

シバンムシ…………………………… **32**

シバンムシアリガタバチ…………… **32**

シフルトリン………………………… 18

ジメチコン…………………………… 59

シャーガス病………………………… 17

臭角…………………………………… 96

重症度………………………………… 15

重症熱性血小板減少症候群（severe
fever with thrombocytopenia
syndrome：SFTS）…… **17**, 63

重症薬疹……………………………… 99

臭腺…………………………………… 92

じゅうたん…………………………… 68

シュルツェマダニ…………………… **64**

使用期限……………………………… 15

初期対応……………………………… **14**

所属リンパ節腫脹…………………… 51

ジョロウグモ………………… **40**, 95

シロアリ……………………………… 35

心筋炎………………………………… 65

神経刺激症状………………………… 10

神経毒………………………………… 43

ジンサンシバンムシ………… **32**, 95

浸潤性紅斑…………………………… 13

死んだふり…………………………… 89

侵入防止剤…………………………… 19

蕁麻疹………………………………… **98**

## す

水痘…………………………………… **101**

水痘・帯状疱疹ウイルス………… 101

水疱性皮膚炎··············· 12, 86, 88
水疱性類天疱瘡··················· 57
髄膜炎····························· 65
スギ····························· 77
すき櫛····························· 59
スコットカメムシ··················· **92**
ススキ····························· 40
スズメ····························· 70
スズメサシダニ··················· **70**
スズメトリノミ··················· **56**
頭痛························· 41, 43
ステロイド外用薬··················· **16**
ステロイド内服薬··················· **16**

———————— せ ————————

セアカゴケグモ··················· **42**
性感染症························· 61
セイヨウミツバチ··················· **28**
セグロアシナガバチ··················· **26**
セスジスズメ··················· **96**
セスジヒトリ··················· **96**
接触皮膚炎························· 98
節足動物媒介感染症··················· **17**
線状皮膚炎··············· 12, 84
全量噴射型エアゾール式··········· 19

———————— そ ————————

即時型アレルギー反応··············· **13**
ソレノプシン··············· 10, 37

———————— た ————————

ダーモスコピー··············· 72, 93
帯状疱疹··················· **101**
タイワンタケクマバチ··············· **30**
唾液腺物質··············· 11, 63
タカサゴキララマダニ··············· **62**
タケ··················· 30, 82
タケカレハ··················· **76**
タケノホソクロバ··················· **82**

タテツツガムシ··················· **66**
ダニ対策用殺虫剤··················· 19

———————— ち ————————

遅延型アレルギー反応··············· **13**
チカイエカ··················· **44**
地下街····························· 44
チャドクガ··················· **74**
チャノキ··················· **74**
中毒疹··················· **99**
直撃式····························· 18
鎮静薬··················· 14, 43

———————— つ ————————

通常疥癬··················· **73**
ツェツェバエ··················· 17
ツツガムシ··················· 17
つつが虫病··················· **17**, 66
ツバキ··················· 74
ツバメ··················· 70
ツバメトコジラミ··················· **54**
ツマアカスズメバチ··················· **24**
ツヤアオカメムシ··················· **92**
ツヤクロゴケグモ··················· 42

———————— て ————————

ディート··················· 20
デンキムシ··················· 79
デング熱··················· 17, 46
伝染性膿痂疹（とびひ） 16，45, **99**

———————— と ————————

動悸··················· 10, 43
ドクガ··················· **74**
毒グモ咬症··················· 38
特定外来生物··················· 25, 36, 42
トクナガクロヌカカ··················· **52**
毒嚢··················· 29
毒ヘビ咬症··················· 38
トコジラミ··················· 19, 20, **54**

**109**

トビズムカデ··········································· **38**
とびひ（伝染性膿痂疹） ······ 16, 45
ドブネズミ············································ 70
トランスフルトリン····························· 18
トリサシダニ······························· 19, 70
ドロバチ··············································· 23

### な

ナシ······················································· 78

### に

ニセセマルヒョウホンムシ··········· **94**
日本紅斑熱··········································· **17**
ニホンミツバチ··································· **28**

### ぬ

ヌノメモグリヌカカ························· **52**

### ね

ネコ············································· 17, 56
ネコノミ············································· **56**
ネッタイシマカ··································· 17
ネッタイトコジラミ························· **54**
粘着テープ··········································· 75

### の

ノミ······················································· 20

### は

ハイイロカミキリモドキ··············· **86**
ハイイロゴケグモ····························· 42
梅毒······················································· 61
ハエトリグモ（アダンソンハエトリ）
·············································· **94**
ハチアブ··············································· 48
ハチ毒··················································· 37
発汗············································· 10, 43
白血球減少··········································· 17
発症機序··············································· **10**
ハナバチ··············································· 88
ハマダラカ··········································· 17
ハンミョウ··········································· **95**

### ひ

ヒアリ··················································· **36**
ヒアルロニダーゼ····························· 10
ヒゼンダニ（疥癬虫） ···················· **72**
ヒトスジシマカ··································· **46**
人に害を及ぼさない虫··················· **94**
ヒトノミ··············································· 57
皮膚カンジダ症································· **100**
皮膚常在細菌······································· 47
ヒマラヤスギ······································· 76
肥満細胞··············································· 13
ヒメアシマダラブユ························· 50
ヒメクロイラガ··································· **78**
ヒメツチハンミョウ······················· **88**
ヒメマルカツオブシムシ······ **32**, **94**
ヒョウヒダニ······························· 19, 68
ヒラズゲンセイ··································· **88**
ビルの屋上··········································· 82
ピレスロイド系··································· 18
ピレスロイド系殺虫剤抵抗性トコジ
ラミ······································ 19，55
ヒロヘリアオイラガ························· **80**

### ふ

フェノトリン······························· 18, 59
フェノトリンローション··············· 73
フォスフォリパーゼ························· 10
腹痛······················································· 17
フタトゲチマダニ····························· **62**
フトゲツツガムシ····························· **66**
フトツメダニ······································· **68**
ブユ······················································· 20
ブロフラニリド··························· 18, 55
プロポクスル······························· 18, 55
蚊刺過敏症··········································· 47

### へ

ヘアキャスト······································· 58

ヘキサナール……………………… 93

ペデリン…………………… 12, 84

ペルメトリン……………………… 18

### ほ

蜂窩織炎………………16, 51, **100**

蜂巣炎……………………… 100

ボウフラ………………………… 46

ほくろ…………………………… 62

ホソヒラタアブ………………… **95**

ボレリア………………………… 64

### ま

マダニ…………………………… 20

待ち伏せ式……………………… 18

マツ……………………………… 77

マツカレハ……………………… **76**

マメ……………………………… 92

マメハンミョウ………………… **88**

マラリア………………………… 17

慢性痒疹………………………… 51

### み

みずぼうそう…………………… 101

ミナミツメダニ………………… **68**

### む

無菌性膿疱………………… 10, 37

虫によるアレルギー症状………… **13**

### め

メタジアミド系………………… 18

メトキサジアゾン…………… 18, 55

メントール……………………… 45

### も

モルヒネ………………………… 14

モンクロシャチホコ……………… **96**

モンシロドクガ………………… **74**

### や

野外レジャー……………… 49, 63

薬疹……………………………… **99**

薬物療法………………………… **16**

ヤケドムシ……………………… 87

ヤネホソバ……………………… **82**

ヤブカ…………………………… 46

ヤマダカレハ…………………… **76**

ヤマトアブ……………………… **48**

ヤマトシミ……………………… **94**

ヤマトマダニ…………………… **64**

ヤマトヤブカ…………………… **46**

ヤマビル………………………… 20

### ゆ

有機リン系……………………… 18

遊走性紅斑………………… 17, **65**

### よ

養蜂家…………………………… 29

ヨコヅナサシガメ……………… **90**

予後不良………………………… 17

### ら

ライム病…………………… **17, 65**

ライム病ボレリア……………… 64

### り

リーシュマニア症……………… 17

リケッチア……………………… 66

淋菌感染症……………………… 61

リンパ管炎……………………… 51

### わ

ワモンゴキブリ………………… **95**

ワンプッシュエアゾール式……… 18

**111**

## ポケット版　Dr. 夏秋の臨床図鑑　虫と皮膚炎

2025 年 4 月 8 日　　初版　第 1 刷　発行

| | |
|---|---|
| 著　者 | 夏秋　優 |

| | |
|---|---|
| 発行人 | 川畑　勝 |
| 編集人 | 小林香織 |
| 発行所 | 株式会社 Gakken |
| | 〒 141-8416 東京都品川区西五反田 2-11-8 |
| 印刷所 | TOPPAN 株式会社 |
| 製本所 | 株式会社難波製本 |

この本に関する各種お問い合わせ先
●本の内容については，下記サイトのお問い合わせフォームよりお願いします.
　https://www.corp-gakken.co.jp/contact/
●在庫については Tel 03-6431-1234（営業）
●不良品（落丁，乱丁）については Tel 0570-000577（学研業務センター）
　〒 354-0045 埼玉県入間郡三芳町上富 279-1
●上記以外のお問い合わせは Tel 0570-056-710（学研グループ総合案内）

©Masaru Natsuaki 2025 Printed in Japan

本書の無断転載，複製，複写（コピー），翻訳を禁じます.
本書に掲載する著作物の複製権・翻訳権・上映権・譲渡権・公衆送信権（送信可能化権を
含む）は株式会社Gakkenが管理します.
本書を代行業者等の第三者に依頼してスキャンやデジタル化することは，たとえ個人や家
庭内での利用であっても，著作権法上，認められておりません.

本書に記載されている内容は，出版時の最新情報に基づくとともに，臨床例をもとに正確かつ
普遍化すべく，著者，編者，監修者，編集委員ならびに出版社それぞれが最善の努力をしてお
ります. しかし，本書の記載内容によりトラブルや損害，不測の事故等が生じた場合，著者，
編者，監修者，編集委員ならびに出版社は，その責を負いかねます.
また，本書に記載されている医薬品や機器等の使用にあたっては，常に最新の各々の添付文書
（電子添文）や取り扱い説明書を参照のうえ，適応や使用方法等をご確認ください.
　　　　　　　　　　　　　　　　　　　　　　　　　　　　　　　　　　　　株式会社Gakken

JCOPY 〈出版者著作権管理機構　委託出版物〉

本書の無断複写は著作権法上での例外を除き禁じられています. 複写される場合は，そのつど事
前に，出版者著作権管理機構
（Tel 03-5244-5088，FAX 03-5244-5089，e-mail：info@jcopy.or.jp）の許諾を得てください.

※「秀潤社」は，株式会社 Gakken の医学書・雑誌のブランド名です.
※学研グループの書籍・雑誌についての新刊情報・詳細情報は，下記をご覧ください.
　学研出版サイト https://hon.gakken.jp/

| | |
|---|---|
| 装幀 | 花本浩一（株式会社 麒麟三隻館） |
| DTP | 永山浩司（株式会社 麒麟三隻館） |
| イラスト | 株式会社日本グラフィックス，株式会社 麒麟三隻館 |